国家级名老中医经典验案解析丛书

男性不育症名医验案解析

许彦来　谢文英　主　编

中国科学技术出版社

·北　京·

图书在版编目（CIP）数据

男性不育症名医验案解析 / 许彦来，谢文英主编 . -- 北京：中国科学技术出版社，2018.10

ISBN 978-7-5046-8072-3

Ⅰ . ①男… Ⅱ . ①许… ②谢… Ⅲ . ①男性不育—中医治疗法—医案—汇编—中国—现代 Ⅳ . ① R256.56

中国版本图书馆 CIP 数据核字 (2018) 第 157100 号

策划编辑	崔晓荣
责任编辑	崔晓荣　高　磊
装帧设计	北京胜杰文化发展有限公司
责任校对	杨京华
责任印制	马宇晨

出　　版	中国科学技术出版社
发　　行	中国科学技术出版社发行部
地　　址	北京市海淀区中关村南大街 16 号
邮　　编	100081
发行电话	010-62173865
传　　真	010-62173081
网　　址	http://www.cspbooks.com.cn

开　　本	720mm×1000mm　1/16
字　　数	265 千字
印　　张	16
版　　次	2018 年 10 月第 1 版
印　　次	2018 年 10 月第 1 次印刷
印　　刷	北京华联印刷有限公司
书　　号	ISBN 978-7-5046-8072-3/R·2274
定　　价	49.00 元

内容提要

　　本书以通俗易懂、深入浅出的语言，根据大量的临床资料，详细介绍了上百位国医大师和名老中医诊治男性不育症的验案，如无精子症、精子过少症、死精子过多、精子无活动力、精液不液化、逆行射精、男性性功能障碍和免疫性不育等。多角度、多方位、多层次地展示了当代名老中医临证思辨特点和处方用药特点。其内容丰富，科学实用，疗效显著，适合不育症患者及其家属阅读，也适合临床中医师和中医药爱好者参考。

前　言

　　世界卫生组织(WHO)规定，夫妇同居1年以上，未采用任何避孕措施，由于男方因素造成女方不孕者，称为男性不育。

　　男性不育的病因可根据生育能力分为绝对不育（无精子症）和相对不育（精子计数量少或精子活动力低等）两种；按临床表现可分为原发性和继发性不育，前者是指夫妇双方婚后从未受孕者，后者是指男方或女方有过生育史（包括怀孕和流产史），但以后由于疾病或某种因素干扰了生殖的某环节而致连续3年以上未用避孕措施而不孕者。男性不育的原因比较复杂，任何疾病或因素干扰了男性生殖的环节，均可造成男性不育。

　　中国医药学有数千年的历史，关于男科学的内容十分丰富，不乏关于男性不育生理特点、病因病机、辨证施治等方面的文献。中医对男性不育症的认识有2000多年的历史。"不育"之词最早见于《周易》渐卦中既有"妇孕不育"的记载，并认识到"男女媾精，万物化生。"《山海经·中山经》有诸如"青要之山……山中有鸟焉，名曰𫛸鸟，其状如凫，青身而朱目赤尾，食之宜子""圆叶而白附，赤华而黑理，其实如枳，食之宜子孙""食之宜孙""鹿蜀佩之宜子孙"等有关男性不育症的治疗方法的记载。

　　中医认为肾主藏精，主发育与生殖。肾精充盛，则人体生长发育健壮，性功能及生殖功能正常。肝驻藏血，肝血充养，则生殖器官得以滋养，婚后房事得以持久。脾主运化，水谷精微得以布散，精室得以补养，才能使精液充足。凡肾、肝、脾、心等脏腑功能失调均可影响生殖功能，出现精少、精弱、精寒、精薄、精热、精稠、阳痿、早泄、不射精等症，乃至男性不育症。

本书精选了近60年来国家级名老中医治疗不育症的典型医案。书中对男性少精、弱精、死精症、无精症、副性腺炎症（前列腺炎、附睾炎等）、性功能障碍等原因所引起的男性不育的中医药治疗经验进行全面系统的介绍。本书以现代医学的病名为纲，以每位名老中医的姓名为目。每个医案下面分别阐述辨证治则、诊治过程、所用处方、治疗结果及对诊治过程和用药的解析。力求较为全面地反映名老中医治疗不育症时如何切入辨证思路、如何把握病机、如何确定治则治法、如何组方用药等，具有较高的临床参考价值；同时，读者也可以全面了解各个病症当前的治疗水平，内容全面实用，重点突出，使用方便，有借鉴参考价值。本书可作为男科、生殖医学科、计划生育专业医务人员的临床参考用书，也可作为医学院校学生的辅助资料，还可供中医爱好者、不孕不育患者阅读参考。

本书编写过程中，疏漏之处在所难免，恳请广大读者批评指正。本书在编写过程中，得到许多著名专家教授的悉心指导和帮助，在此表示衷心感谢！

编　者

目 录

第一章　无精子症

戚广崇医案……………… 2

徐福松医案1……………… 3

徐福松医案2……………… 4

陈文伯医案……………… 5

周充敬医案……………… 7

曹开镛医案……………… 8

顾文忠医案……………… 9

周仲瑛医案……………… 10

张鹏举医案……………… 12

陈沛嘉医案……………… 13

徐志忠医案……………… 14

徐吉祥医案……………… 15

刘天安医案……………… 17

蒋正文医案……………… 18

王琦医案……………… 19

李立凯医案1……………… 20

李立凯医案2……………… 22

第二章　少精子症

于鸿钧医案……………… 25

魏嘉毅医案……………… 26

郭志强医案……………… 27

徐福松医案1……………… 29

徐福松医案2……………… 31

黄海波医案……………… 32

刘云鹏医案……………… 33

许润三医案……………… 34

杨宗孟医案1 ·············· 36　　李祥云医案 ·············· 41

杨宗孟医案2 ·············· 37　　戴西湖医案 ·············· 43

陈益昀医案 ·············· 38　　乔振纲医案 ·············· 44

刘东汉医案 ·············· 40　　戴锦成医案 ·············· 46

第三章　死精子症

胡吉元医案 ·············· 49　　刘猷枋医案 ·············· 60

班秀文医案 ·············· 50　　邹如政医案 ·············· 62

陈文伯医案 ·············· 51　　章恪医案 ·············· 63

徐福松医案1 ·············· 52　　毕成医案1 ·············· 64

徐福松医案2 ·············· 54　　毕成医案2 ·············· 66

徐福松医案3 ·············· 55　　李留记医案 ·············· 67

吴熙伯医案 ·············· 57　　华良才医案 ·············· 68

曹开镛医案 ·············· 58

第四章　精子活动力下降

谢文松医案 ·············· 71　　孙自学医案 ·············· 80

曹开镛医案 ·············· 72　　陈浩林医案 ·············· 81

吴熙伯医案 ·············· 74　　谢海洲医案 ·············· 82

吴士康医案 ·············· 75　　梅林医案 ·············· 84

李振华医案 ·············· 76　　王庆侠医案 ·············· 85

罗元凯医案 ·············· 77　　周安方医案 ·············· 87

赵锡武医案 ·············· 78

男性不育症 名医验案解析

第五章 畸形精子症

洪广槐医案……………… 90　　张家维医案……………… 93

王付医案………………… 91　　洪燕医案………………… 95

罗建辉医案……………… 92

第六章 精子增多症

徐福松医案……………… 98　　汤清明医案……………… 100

周贤道医案……………… 99

第七章 精液不液化症

刘增柱医案……………… 103　　杨秉秀医案……………… 117

李保民医案……………… 104　　黄春林医案……………… 118

黎志远医案……………… 105　　洪广槐医案……………… 119

李加茂医案……………… 106　　艾家才医案……………… 121

尹晓云医案……………… 108　　吴维城医案……………… 122

杨桂芬医案……………… 109　　何应医案 1 ……………… 123

吴汉星医案……………… 110　　何应医案 2 ……………… 124

康广盛医案……………… 112　　何应医案 3 ……………… 125

曹永贺医案……………… 113　　倪国新医案……………… 126

刘云鹏医案……………… 114　　李立凯医案……………… 128

路志正医案……………… 116

第八章　血精症

彭培初医案……………131　　　王国华医案……………136

李斯炽医案……………132　　　赵振起医案……………137

许履和医案……………133　　　张定法医案……………139

朱国强医案……………135

第九章　免疫性不育症

张洲医案………………142　　　徐志忠医案……………151

李祥元医案……………143　　　洪广槐医案……………152

何映医案………………144　　　艾家才医案……………153

李其信医案……………146　　　袁茂云医案……………155

李振华医案……………148　　　曾庆琪医案1……………156

谢文英医案1……………149　　　曾庆琪医案2……………157

谢文英医案2……………150　　　曾庆琪医案3……………158

第十章　阳痿性不育

谢维朝医案……………161　　　吉良晨医案……………168

郑孙谋医案……………162　　　孔宪章医案……………170

盛国荣医案1……………163　　　熊竹林医案……………171

盛国荣医案2……………164　　　张子琳医案……………172

张志清医案……………166　　　罗元恺医案……………174

杨宝贵医案……………167

第十一章　早泄性不育

罗运淑医案…………… 177　　李振华医案…………… 181

王琦医案……………… 178　　刘云鹏医案…………… 182

陈文伯医案…………… 179　　徐福松医案…………… 184

张德修医案…………… 180　　刘天安医案…………… 185

第十二章　不射精性不育

林友群医案…………… 188　　周洪进医案…………… 201

黎志远医案…………… 189　　范栋贤医案…………… 202

刘延宝医案…………… 190　　胡德宝医案…………… 203

徐福松医案1…………… 191　　张济医案……………… 204

徐福松医案2…………… 192　　袁茂云医案…………… 205

李振华医案1…………… 194　　华良才医案…………… 206

李振华医案2…………… 195　　王宗铁医案…………… 207

郑孙谋医案…………… 196　　施汉章医案…………… 208

罗元恺医案…………… 197　　李嘉荣医案…………… 210

袁家群医案…………… 199　　李祥云医案1…………… 211

颜德馨医案…………… 200　　李祥云医案2…………… 212

第十三章　逆行射精

王丹医案……………… 215　　陆卫民医案…………… 217

毛景生医案…………… 216　　刘东汉医案…………… 218

第十四章　精索静脉曲张

陈晓平医案……………… 221　　崔学教医案……………… 225

袁茂云医案……………… 222　　戴锦成医案……………… 227

孙志兴医案……………… 223　　程宜福医案……………… 228

洪燕医案………………… 224　　秦国政医案……………… 229

第十五章　前列腺炎性不育

张琪医案………………… 232　　黄春林医案……………… 237

任继学医案……………… 233　　罗建辉医案……………… 238

何任医案………………… 234　　王国忠医案……………… 240

颜正华医案……………… 235　　贺菊乔医案……………… 241

李广文医案……………… 236　　沈明秀医案……………… 242

第一章　无精子症

多次精液检查(一般3次以上)均未发现精子者，即为无精子症。在精液异常所致不育症中较为少见，但亦最为棘手。中医学中所称的"无子""绝孕""不育"等，实际上就是指的这部分患者。

本症一般责之于肾虚，或由于先天不足，禀赋薄弱，肾精亏损，命火衰微；或由于后天失调，虚损太过，脾失运化，精血乏源。临床亦有实证者，或其湿热素盛，痰阻外肾，闭塞精道；或其先患痄腮，少阳之疫毒下流厥阴，而成"子痈"，子痈虽愈，余毒留恋，精虫难生。或恣情纵欲，房事无度，肾阴耗损，肾精虚弱，无精可生；或过服温燥补阳之品，热胜伤阴，阴虚则生热，热侵精室，精虫不生；或情志不遂，气机郁结，精道闭塞，精阻不出；或思虑过度，劳伤心血，心气不足，心血亏耗，气血两虚，精不化生。

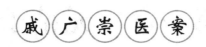

戚广崇医案

【辨证治则】证属肾亏生精不足,治拟补肾填精。

季某,男,30岁。1983年11月25日初诊。结婚已有2年3个月未生育,性生活正常。精液常规2次检查均无精子发现(高速离心后检查)。曾患流行性腮腺炎。外生殖器检查:左侧精索静脉重度曲张,双侧睾丸偏小,质地软。时易腰脊酸痛,苔薄白,舌质淡红,脉细。

【处方】强精煎加减。炒露蜂房15g,淫羊藿15g,肉苁蓉10g,全当归10g,熟地黄15g,续断10g,狗脊10g,锁阳10g,沙苑子15g,何首乌15g,制黄精15g,鹿角片(霜)10g。

水煎服,每日1剂。服至12月12日予复查精液常规,已出现精子,计数$2.2 \times 10^9 / L$,活动率10%。继续服用本方,精子计数逐渐上升,共服药5个月,妻子怀孕,于1985年1月27日生育一男婴。

◆ 解析

本案精少至无精子发现,腰脊酸痛、脉细、睾丸偏小,戚老诊为肾精亏虚。用自拟强精煎经验方,方中炒露蜂房、淫羊藿、锁阳等温肾壮阳;鹿角片、黄精温阳益气;肉苁蓉、续断、狗脊、沙苑子等养血滋肾填精,加入全当归以活血通络。诸药合配,滋肾填精之力甚强,用之遂效。

【引自】何清湖.男科病·名家医案·妙方解析.北京:人民军医出版社,2007.

◆ 读案心悟

徐福松医案 ①

【辨证治则】肾精生化乏源，法当补益，但湿热内盛，补益不当恐助贼为寇也。故先拟清利，少佐益肾。

刘某，男，30岁。1989年7月7日初诊。结婚2年，性生活正常，未育。查为无精子。患者为高温作业，工作量较大。刻诊：患者神可，口干喜冷饮，易出汗，腰酸乏力，食纳尚可，溲黄，舌红苔薄白、根部黄腻稍厚，脉细弦。睾丸活检：功能性无精子症（成熟障碍型）。

【处方】四妙散合二陈汤加减：苍术6g，白术6g，川朴6g，丝瓜络10g，黄檗3g，薏苡仁15g，茯苓10g，野菊花10g，制半夏6g，陈皮6g，怀牛膝10g，桑寄生15g，续断10g。

10月4日二诊：上药连服84剂，口干喜冷饮明显好转，尿色清，黄腻苔已化，脉细有力。湿热得化，须防灰烬复燃。原方加鹿角片10g，杜仲10g，淫羊藿10g。另服五子补肾丸5g，每日2次。

1990年1月11日三诊：上药连服又达50剂。同房时射精量明显增多，腰痛好转。近日2次查精液仍无精子。舌淡红，苔薄白，脉细。《内经》云："阳化气，阴成形。"再从阴阳双补。方选河车大造丸加减。

【处方】紫河车10g，生地黄10g，熟地黄10g，茯苓10g，薏苡仁15g，怀山药10g，枸杞子10g，沙苑子10g，淫羊藿10g，生黄芪10g，炙黄芪10g，煅龙骨(先煎)20g，煅牡蛎(先煎)20g，焦山楂10g，焦神曲10g。另服聚精丸5g，每日2次。

1991年1月3日，其厂内同事来院治疗时称其妻于1990年底顺产一女。

◆ 解析

《费绳甫医话医案·中风》国都转案："……外风已解，胃气流行，而筋络中湿痰未化，营卫周流至此阻滞，治必清化络中痰湿。俾营卫通行无阻，方可投补，倘补之太早，反禁锢湿痰，漫无出路，恐称偏枯……都转急欲履新，更医竟投温补，闻得五六日后舌强语謇，右半身不遂，竟成废人，甚可惜也。"此案亦示男科中亦有痰湿阻滞精室之络脉的疾患，当防补之过早使痰湿禁锢而致无效也。名臣医国，兴利必先除弊也。

【引自】涂福松.涂福松男科医案选.北京：人民卫生出版社，2011.

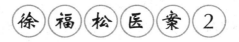

（徐）（福）（松）（医）（案）②

【辨证治则】肾精亏虚，生精过程阻滞于精子细胞阶段。故其治疗以补肾填精、活血通经为主。

王某，男，30岁。1989年9月23日初诊。患者婚后半年未育，性生活正常。男方无精子。本院右睾丸活检：功能性无精症(成熟障碍型)。生精过程大部分阻滞于精子细胞阶段，少部分阻滞于精母细胞阶段。刻诊：患者神可，体无明显不适，同房时射精少，有时有遗精，舌红边有瘀点，苔薄白，脉细弦。

【辨证】肾精不足，生化乏源。

【治法】补益佐以活血。

【处方】生地黄10g，熟地黄10g，枸杞子10g，沙苑子10g，党参12g，紫河车10g，鹿角片10g，制何首乌12g，茯苓10g，黄精10g，丹参10g，王不留行10g，川牛膝10g，怀牛膝10g。

11月15日二诊：上药连服近50剂，自觉精神更佳，同房时射精量较前增多，平时遗精亦除，舌红，苔薄白，脉细。原方加山茱萸10g、淫羊藿10g。

1990年3月10日三诊：又服上方近80剂，近在当地医院连查2次精液常规均有精子。3月9日报告示精子计数5.6×10^7/mL，活动率50%，活动力好。现拟原方续服巩固。

◆ 解析

近阅《临证指南医案·虚劳》病案后按语："夫精血皆有形，以本草无情之物为补益，声气必不相合。桂附刚愎，气质雄烈，精血主脏，脏体属阴，刚则愈劫脂矣。至于丹溪虎潜法，潜阳坚阴，用知柏苦寒沉着，未通奇脉。余以柔剂阳药，通奇脉不滞，且血肉有情之品栽培身内之精血，但王道无近功，多用自有益。"吾侪足以借重。

【引自】涂福松.涂福松男科医案选.北京：人民卫生出版社，2011.

◆ 读案心悟

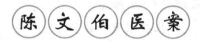

陈 文 伯 医 案

【辨证治则】阴虚精弱之无精子案，在治疗上采用补益脾肾、滋阴平肝之法。

刘某某，男，35岁。1985年7月13日初诊。主诉婚后同居4年不育，幼时有腮腺炎史，经多次检查均未见精子。其妻经某医院妇产科检查，输卵管通畅，子宫位置、大小均正常，基础体温测定呈双相，提示有生育能力。素有头晕耳聋，夜寐梦多。检查：胡须、腋毛、阴毛稀疏，左侧睾丸21mL，右侧睾丸10mL。精液常规检查：总量2mL，颜色灰白，白细胞0～1个/HP，精子计数：无精子。睾丸活检报告：双侧输精管造影正常。双侧睾丸发育差，生精细胞层次减少，未见成熟精子(符合生精功能障碍性无精子症)。舌淡红苔白，脉沉细尺弱。

【辨证】阴虚精弱，精绝不育。

【治法】育阴生精，补肾填髓。

【处方】人参20g，茯苓15g，白术15g，甘草5g，熟地黄50g，山药10g，白芍10g，枸杞子25g，当归30g，附子10g，泽泻10g，柴胡10g，牡丹皮10g。

每剂日煎2次，取汁约500mL，分2次饭后服。每个疗程30天，一般服药1~3个疗程。

11月22日二诊：服上方百余日后其妻怀孕，后经追访，1987年6月生一子，母子均健康。

◆ **解析**

先天肾气亏损，后天脾气不健，肝脏失其生发之令，而致精虫不生。饮食营养之精称为后天之精。肾为先天，脾为后天。先天生殖之精有赖于后天饮食之精滋养才能不断滋养化育，而后天饮食营养，其水谷化为精尤必赖于肾气之温养。肾气充足能使命门相火寄于肝胆，则能助脾胃之消化，故此病宜用补益脾肾平肝法治疗。自拟四君生精汤。方中人参、茯苓、白术、甘草为经典四君子汤的组方，为君药；人参补气健脾，脾虚易生湿，配白术、茯苓健脾渗湿，甘草甘温补中；熟地黄滋肾育阴，与山药同用，能增强滋肾养肝作用，为臣药；枸杞子、当归滋阴补血，附子温补脾肾，与泽泻同用，增强健脾温肾，化气行水之功效，为佐药；柴胡疏肝解郁，升阳举陷，牡丹皮清热凉血，活血散瘀，以防温补过正，为使

◆ **读案心悟**

药。以上诸药合用有补后天之脾胃、养先天之肾气、滋阴平肝之功效，使精子生成有源，存活有养，为中医治疗无精子症之良方。

【引自】涂福松，等.男子不育症中医特色疗法.北京：人民军医出版社，2015.

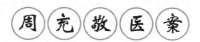

周充敬医案

【辨证治则】证属肾阳亏虚型不育症。治宜补肾壮阳填精。

李某，男，28岁。婚后4年未育(女方健康)，素有气管炎，形体消瘦，畏寒肢冷，腰疼痛，性欲淡薄，阳痿1年，久治不效。舌淡苔白，脉沉迟。精液常规：精液3mL，灰白色，无精子。

【处方】熟地黄、山药、何首乌、巴戟天、淫羊藿各12g，菟丝子12g，鹿茸8g，羊肾30g，枸杞子15g。

服药50剂后，检验精子计数10×10^9/L。继服30剂，精液化验正常，女方怀孕。

◆解析

本案为江苏省丰县中医院周充敬治疗无精子症验案。本案患者属肾阳亏虚型不育症。临床多见畏寒肢冷，腰冷痛，性欲冷淡，阳痿。有的患者睾丸发育不良，单侧隐睾，阴部发凉，腰膝酸软冷痛，精液量少，活动能力低下，甚至无精子。临床多用补肾壮阳之法，方中所用羊肾即羊腰子，性味甘温，有补肾气、益精髓之功。《食医心鉴》中有单用羊肾以治肾虚劳损精竭的食疗方，此亦以脏补脏之法。

◆读案心悟

【引自】周充敬.男性不育症治疗九法.江苏中医药，1993(11)：12-13.

曹开镛医案

【辨证治则】证属先天不足，睾丸发育欠佳，后天有睾炎症，以致气血不足，肾气虚损，当补气养血，益肾强精。

郑某，男，27岁。1989年10月9日初诊。现症：结婚2年未育。在几处检查精液均告无精子。曾有睾丸炎病史。查睾丸大小尚属正常。检验精液：总量5mL，液化差，未见精子。辨证：脉沉、细，舌质嫩红，舌苔薄白。

【处方】鹿角片12g，紫河车15g，穿山甲10g，王不留行20g，熟地黄20g，淫羊藿15g，肉苁蓉20g，黄芪20g，当归10g，赤芍15g，丹参15g，牛膝10g，炒橘核15g，阿胶15g。每日1剂，服3周。

二诊：自述服药后夜间有口干现象，其余无异常。诊脉象细，略数，舌质红，舌苔白。拟原方酌加滋阴药。

【处方】鹿角片12g，紫河车15g，穿山甲10g，王不留行20g，生、熟地黄各15g，淫羊藿15g，墨旱莲20g，女贞子20g，麦冬15g，黄芩8g，黄芪20g，当归10g，赤芍15g，丹参15g，牛膝10g，阿胶15g。每日1剂，服4周。

三诊：自述感觉良好。诊脉象略数，舌质红，舌苔白。检验精液：总量2mL；液化较差；精子计数560×10^5/mL；成活率70%；活动率40%；活动力2级20%，3级20%；畸形率15%。情况明显好转，较之以前检验结果判若两人。宜再接再厉，以克全功。

【处方】生、熟地黄各15g，淫羊藿15g，黄芩8g，当归10g，王不留行20g，穿山甲10g，龟甲15g，鳖甲10g，紫河车15g，赤芍15g，丹参15g，黄檗15g，知母10g，牛膝10g，鹿角10g。每日1剂，服4周。

后未再诊，据同单位患者告，其妻已怀孕。

名医小传

曹开镛，教授，山西汾阳人，现任世界中医药联合会男科专业委员会会长、国际中医男科学会主席、中华中医药学会第四届理事、中华中医药学会男科专业委员会主任委员、天津曹开镛中医男科医院院长。他开创的中医男科事业，为社会的发展、人类的繁衍做出了巨大的贡献。

◆ 解析　～～～～　　　　　　◆ 读案心悟

　　无精子症在男性不育中并不罕见。但治疗有效或治愈者较少。此症考其症因，分器质性与功能性两种。器质性原因多因先天性睾丸发育不良，隐睾、睾丸炎或睾丸创伤后遗症，甚或精索静脉曲张严重者。功能性的无精子症情况各自不同，但常因肾气亏损，或兼湿热，或兼虚寒；或兼肝郁，或兼脾虚，更有器质性、功能性兼而有之者，总之须仔细辨证论治，方可取得良好疗效。

【引自】黄展明.不孕不育症奇效良方.北京：人民军医出版社，2006.

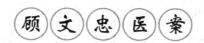

顾文忠医案

【辨证治则】本案为气血两虚，肝肾不足，痰瘀阻络之证。先拟补益肝肾，然后再拟化瘀消痰。

　　患者，男，26岁。1993年1月15日初诊。自述已婚3年不育，妻子经妇科检查无影响生育疾患。曾在外地某医院泌尿外科检查，诊断为双侧附睾精液囊肿、梗阻性无精子症。建议其手术治疗，患者不愿手术而寻求中医治疗。自觉近年来常感神疲乏力。眩晕心悸，夜眠多梦，腰膝酸软，食欲缺乏。舌质淡，舌尖边有瘀点，苔白，脉细涩。否认会阴部外伤史、结核病史及不洁性交史。生殖器检查：外生殖器正常。触摸睾丸大小正常，双侧附睾头、体部位各有3个绿豆至黄豆大圆球形肿物，较光滑，稍有弹性，有轻度压痛。输精管及精索静脉等无异常。于禁欲情况下进行精液常规镜检每周1次，连续3次均未见精子。胸部X线摄片示正常，生殖激素测定也均属正常范围。

【治法】益气养血，软坚散结。

【处方】复方通精汤加味：黄芪、鸡血藤、炒酸枣仁、煅牡蛎各30g，王不留行、枸杞子、菟丝子、桑寄生各20g，桃仁、川芎、当归、牛膝、玄参、贝母、昆布、海藻、急性子、鸡内金各15g，红花、猪牙皂各9g。

连服上方(中途药物略有加减，用过穿山甲、地鳖虫、路路通、八月札等)3个月后，检查双侧附睾囊肿基本消失，精液常规镜检除精子活动力属2级外，其余各项指标均在正常范围。

改用中成药归脾丸、左归丸、内消瘰疬丸治疗1个月，以巩固疗效；至1993年6月中旬，其妻怀孕，1994年4月上旬，产下一重3.5kg健康女婴。

◆ 解析

本例无精子症的原因是由于附睾精液囊肿压迫、精子排出受阻所致。根据中医病理学观点，囊肿属于"症瘕""痰核"范畴。按中医辨病论治，此类疾病当用活血祛瘀、化痰散结法。顾老经验方复方通精汤即据此而组成。方中桃仁、红花、川芎、当归、牛膝、王不留行等具有行气活血、祛瘀通络的功效；玄参、贝母、煅牡蛎、猪牙皂、昆布、海藻、急性子具有消症化痰、软坚散结的功效。由于本例患者还有气血两亏、肝肾不足等表现，故再辨证加入黄芪、鸡血藤、枸杞子、菟丝子、桑寄生以益气养血、补肝益肾；又加炒酸枣仁以养心安神、鸡内金以健脾助运。如此则方证合拍、药病相应。这种在中医理论指导下，运用辨病与辨证相结合的方法组方用药，体现了病证兼顾、扶正祛邪、标本同治的原则，故能收到满意的疗效。

【引自】顾文忠.梗阻性无精子症验案1例.河北中西医结合杂志，1998(7)：21.

◆ 读案心悟

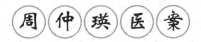

【辨证治则】患者先天不足，禀赋薄弱，肾精亏损，命火衰微，导致不

育。治以补肾填精为主，佐以益气养血。

陈某，男，29岁。1990年4月19日初诊。婚后7年未育。检查无精子。中西医治疗无效。刻诊：患者神可，两侧睾丸发育不良，下降不全。婚后性要求不强烈，同房时射精量少，腰酸乏力，数天才能恢复；平时乏力，不耐疲劳，舌有淡紫气，苔薄白，脉细弦。性激素：FSH 2.5mg/dl，LH 2.1mg/dl。拒做睾丸活检。

【辨证】 先天不足，后天失养。

【治法】 益气养血，补肾生精。

【处方】 河车大造丸加减：紫河车10g，鹿角霜10g，党参12g，茯苓10g，枸杞子10g，沙苑子10g，制何首乌12g，黄精10g，丹参10g，王不留行10g，川牛膝10g，怀牛膝10g，生地黄10g，熟地黄10g。

另嘱多食羊肉、鲜虾、乌骨鸡等补益之品。

8月21日复诊：上药连服3个月。精液常规检查发现有少量死精子。房事后腰酸，能较快恢复，舌脉同前。原方加续断15g、桑寄生12g。

名医小传

周仲瑛，南京中医药大学教授、主任医师、博士生导师、国医大师。世代中医，幼承庭训，随父周筱斋教授学习中医。1948年开始从事中医临床工作，1956年进入南京中医学院附属医院工作，先后任住院医师、主治医师、主任医师、院长等职。目前担任中国中医科学院学术委员、江苏省中医学会终身名誉会长等职。

◆ 解析

《临证指南医案·虚劳》范案："父母弱症早丧，禀质不克充旺，年二十岁未娶，见症已是损怯。此寒热遇劳而发，即《内经》阳维脉衰，不司维续、护卫包举，下部乏力，有形精血不得充涵筋骨矣。且下元之损必累八脉，此医药徒补无用。鹿茸、枸杞子、当归、巴戟天、沙苑子、茯苓、小茴香、羊肉胶丸。"此案与叶案何其相似，治从叶法，效如桴鼓。

◆ 读案心悟

【引自】黄展明.不孕不育症奇效良方.北京：人民军医出版社，2006.

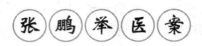

张鹏举医案

【辨证治则】综观脉证，此属先天肾气不充，后天失养。法宜健脾温肾、填精补髓。

庞某，男，26岁。1979年10月初诊。自述结婚8年无子，原以为爱人月经不调，治疗无效，后经检验精子才知自己患有无精子症，故来就诊。素体虚弱，形寒畏冷，腰膝无力，面色不华，夜间盗汗，纳差吞酸，舌淡苔薄，脉大而芤。

【处方】①党参60g，白术30g，茯苓30g，半夏30g，陈皮25g，山药45g，扁豆30g，莲子30g，芡实45g，鸡内金30g，薏苡仁45g，石斛30g，藿香30g，山楂30g，桔梗45g，黄连10g，炙甘草15g。蜜丸12g重，早服1丸。

②红参30g，阳起石45g，韭菜子45g，枸杞子45g，五味子15g，菟丝子45g，覆盆子30g，沙苑子30g，熟地黄90g，山茱萸45g，茯苓30g，山药30g，巴戟天30g，杜仲45g，牛膝30g，仙茅45g，肉苁蓉45g，鱼鳔珠60g。

先用白酒浸上药1晚，再用生芪300g，金樱子150g，煎水成膏，浸上药，干燥后研面，蜜丸12g重，每夜1丸。

上述两方先后连服3料后，其爱人于1979年怀孕，喜告足月产一男孩。

◆解析

本案为张鹏举治疗无精子症验案之一。精液内完全无精子，称无精子症，为男性不育的主要原因。本症实属难治，中医学认为主要与肾气有关。《素问·上古天真论》云："肾气盛，天癸至，精气溢泄……天癸竭，精少肾脏衰……"可见肾精不足则无生殖能力，然脾

◆读案心悟

与肾，互相影响，互为因果，故用健脾补肾之
法，使无精不育者生儿育女。

【引自】吴大真，等.名中医男科绝技良方.北京：科学技术出版社，2008.

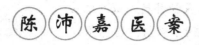

【辨证治则】此乃肾虚命门火衰，精气虚弱，封藏失司之故。拟温补肾阳固精。

吉某，男，39岁。1971年3月10日初诊。患者婚后15年未育。泌尿科检查左侧睾丸略小，其他无器质性病变。女方妇科检查正常。双方性生活无异，性高潮时能射精，但精液稀薄，经常有梦遗。二次检验精液无精子，先后用丙酸睾酮、绒促性素治疗，未见好转。患者形体消瘦，常头昏目眩耳鸣，面色㿠白无华，纳差口淡，四肢乏力，下肢畏寒，腰脊酸软，梦遗频作，便稀溲数，舌质淡白，脉细数。

【处方】①生、熟地黄各15g，淮山药15g，炒党参12g，炒白芍3g，白术9g，杜仲12g，全当归12g，枸杞子15g，菟丝子12g，金樱子12g，蛇床子9g，生枣仁6g，龟鹿二仙膏(冲)12g。

②急性子50g，韭菜子60g，阳起石90g，红参30g，鱼鳔胶30g。

上药研粉，每次9g，吞服，每日2次，15天为1个疗程。

4月15日二诊：药后眩晕、耳鸣、目眩、畏寒、心悸均有好转。梦遗消失。唯腰脊酸痛，口淡纳差仍在，舌淡红，脉细软，再以上法治疗。上方去龟鹿二仙膏，加蔻仁30g，焦六曲(包)12g。服30剂，散剂继服半个月。药后诸症消失。泌尿科精液常规：精液3.5mL，色灰白，精子计数3亿多，成活率76%。1974年随访，已生育一女孩。

◆ 解析

本案为名老中医陈沛嘉治疗无精子症验案之一。无精子症是男子不育的原因之一。陈老

◆ 读案心悟

根据临床症状分为肾虚火衰、精关不固和阴虚火旺、肝肾精血不足两类。本案属前者，处方以左归丸、右归丸两方，取平补阴阳，使"阴生阳长"，从而达到治疗效果。方中急性子、蛇床子均有补肾温阳之功；鱼鳔胶甘平入肾，《本草新编》认为有"入肾补精益血"之功，陈老常用来治肾虚火衰的不育症，屡建奇功。

【引自】吴大真，等.名中医男科绝技良方.北京：科学技术出版社，2008.

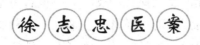

徐志忠医案

【辨证治则】此案肝肾亏虚，精血生化乏源。治以疏肝补肾为主，兼以健脾滋阴。

张某，男，27岁。1989年9月18日初诊。患者婚后年余未育，夫妻同居，性生活正常，女方妇检无异常。南京市某医院2次查精液均为无精子。刻诊：精神尚可，平时血压偏高，头昏腰酸，不耐烦劳，纳食较好，舌淡红苔薄白，脉细弦。精液常规检查：乳白色，量6mL，pH7，直接涂片未见精子，1小时不全液化，AsAb（－）。右睾丸活检：功能性无精子症(支持细胞综合征和透明变性型的混合型)。

【辨证】肝肾亏虚，精血生化乏源。

【治法】肝肾双补，兼以活血利湿。

【处方】生地黄12g，熟地黄12g，杜仲10g，续断10g，桑寄生12g，沙苑子10g，党参10g，枸杞子10g，川牛膝12g，怀牛膝12g，丹参10g，益母草12g，车前子(包)10g，泽泻10g。

9月29日二诊：药后腰酸好转，精力充沛，舌淡红苔薄白，脉细弦。拟重以培养下元，佐以平肝潜阳。

【处方】紫河车15g，沙苑子10g，淫羊藿15g，枸杞子10g，生地黄12g，茯苓10g，薏苡仁10g，怀牛膝10g，党参15g，生黄芪10g，炙黄芪10g，焦神曲

10g，焦山楂10g，煅龙骨(先煎)20g，煅牡蛎(先煎)20g，丹参10g。

另服五子补肾丸5g，每日2次；杞菊地黄口服液10mL，临睡服。

10月24日三诊：经上治疗，血压下降，头昏好转。原方去薏苡仁，加桃仁10g、泽泻10g。

11月3日四诊：治疗近2个月，连服上药时伴有口干发腻，舌淡红，苔薄白腻，脉细。原方加鸡血藤12g，五味子10g，养血滋阴。另嘱20剂后复查。

11月24日五诊：精液常规示精子计数1×10^6/mL，活动力2级，灰白色，量3mL，pH8，形态正常，液化时间40分钟。体无明显不适，舌脉同前。原方续进。

◆ 解析

患者精液常规无精子，伴头昏腰酸，有高血压病史，经培补脾肾，参用血肉有情之品而得其效。今录叶天士一案以资借鉴："脉数垂入尺泽穴中，此阴精未充早泄，阳失潜藏，汗出吸短，龙相内灼，升腾面目，肺受熏蒸，嚏涕交作，兼之胃弱少谷，精浊下注，溺管疼痛，肝阳吸其肾阴，善怒多郁，显然肾虚如绘。议有情之属以填精，仿古滑涩互施法。牛骨髓、羊骨髓、猪骨髓、鹿角胶、熟地黄、人参、萸肉、五味、芡实、湖莲、山药、茯神、金樱膏。"

【引自】沈元良.名老中医话男科疾病.北京：金盾出版社，2012.

◆ 读案心悟

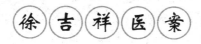

【辨证治则】化学因素性无精子案，所以采用活血理气、避害趋利

之法。

　　张某，男，25岁。婚后3年不育。1991年11月7日初诊。无自觉症状，舌象正常，脉象偏弦。戒食棉籽油已2年。

　　男科体检：仅发现左侧精索静脉曲张1度。实验室检查：2次精液检验，精子0～3个/HP；性激素、抗精子抗体均正常。

　　【处方】加味五子衍宗丸(黄芪、当归、熟地黄、淫羊藿、菟丝子、枸杞子、车前子、覆盆子、五味子、鹿角胶等，蜜丸，每丸6g)1丸，每日3次，连服2个月。

　　1992年1月15日复查精液，精子计数40×10^9/L，精子活动率30%，活动力差。加服维生素E 0.1g，每日3次。

　　2月12日查精液常规，精子骤降至3～5个/HP，细追询原因可能为近日修车不慎吸咽柴油两次，乃加服维生素C 0.2g，每日3次。

　　2月26日再查精液常规，精子计数45×10^9/L，精子活动率45%，活动力一般。上药继服。

　　3月19日查精子再次降至2～6个/HP，告知煤气中毒——近3日在菜棚内劳动常感头痛，以往亦常有此类情况。嘱其注意事项，上药继服。

　　4月16日查精液常规，精子计数60×10^9/L，活动率40%，活动力一般。仍服上药至7月初其妻怀孕，1993年3月生一女婴。

◆解析

　　精子对缺氧及有害物质非常敏感，患者在菜棚内劳动后都有缺氧症状；柴油中含有铅、镉等有害物质；棉酚可抑制精子的发生已被公认，甚至可造成不可逆性的生精障碍。患者早期进食棉籽油含有棉酚、常年间断或阶段性在菜棚内劳动吸入二氧化碳，并时常接触甚至吸咽柴油。棉油虽戒，后二者时常有染，以致在治疗过程中出现两次反复，方引起注意，而最后诊断为化学性无精子症。可见能否查明并解除病因，关系到治疗的成败。

◆读案心悟

【引自】涂吉祥.中西医结合治疗无精症举例.男科医学，2007，1（11）：45.

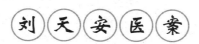

刘天安医案

【辨证治则】此乃肝郁阳虚，精血匮乏失养而无子。治宜温补肝阳、益血生精，佐以温肝疏利。

崔某，男，34岁。1995年6月17日初诊。诉婚后9年未育，性生活正常，精子检验多次无精子。症见面色萎黄，沉默少言，肢体乏力欠温，时常感冒出汗，阴囊寒凉不舒，舌质淡，舌苔白滑，脉象沉细。

【辨证】肝郁少精不育。

【治法】培土温肝。

【处方】黄芪30g，当归12g，桂枝10g，红参10g，白芍12g，肉苁蓉12g，紫河车粉12g，沉香6g，炙甘草6g，鱼鳔胶15g，生姜15g，大枣7枚。

连服2个月之后，诸症俱减，在此原方中加入冬虫夏草、蛤蚧、菟丝子、鹿茸、枸杞子、炒白术、制香附、五味子，改制为丸药，服用半年，精子计数及活动率基本接近正常值，1998年4月其妻怀孕。

◆解析

肝藏血，肾藏精，乙癸同源，精血互生，共主生殖。一旦肝郁失疏，条达生发之用不足，既可致肝阳虚衰，出现肢体欠温乏力、畏寒等症，又可令肾阳同郁而气结，精子匮乏而不育。本例患者虽累服温肾壮阳药物而无效，皆未能求本调治，忽略了肝郁阳虚所致。结合舌脉，选用黄芪、当归、小建中汤培土温肝，加入血肉有情之品益肾填精，妙用沉香，辛甘

◆读案心悟

相合，生阳化气，加强暖肝生精之功，使精子迅速增长，得以孕育生子。

【引自】刘天安.从肝论治男性不育症2例.河南中医，2001，21（4）：63－64.

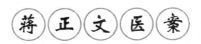

蒋正文医案

【辨证治则】无精子症，属心火盛，气机失畅而致肾气郁遏。故应施予清心火、调气机。

吴某，25岁，已婚2年未育。多次精液检验，均无精子。患者形瘦面红，心悸少眠，头目昏眩，渴喜冷饮，胸闷脘胀，大便不畅，且小便频数，溺时涩痛。既往用过补药，烦躁失眠愈甚。舌质瘦薄，舌尖赤痛，舌苔薄白而燥，脉沉数，两寸有力而长。

【处方】清心安神助育汤：连翘9g，木通3g，竹叶3g，麦冬12g，生地黄9g，丹参9g，当归6g，白芍药6g，黄连3g，朱砂12g，生甘草6g，前胡9g，甘松6g。

水煎，每日1剂，分2次服用。半年后随访妻子已经怀孕3月。

◆ 解析

无精一证本由肾主，然人体五脏之间相互影响，若泥于肾无实证之说而忙于补肾填精，难免南辕北辙，加重病情。本案乃君火亢盛所致，君火既旺，相火随之，《内经》云："壮火食气。"火灼阴精，精无以生，故投清心火调气机之剂，生育之机则复。

【引自】崔应珉.中华名医名方薪传·男科病.郑州：郑州大学出版社，2009.

◆ 读案心悟

王琦医案

【辨证治则】湿热瘀毒型无精子症。治以益气养血，补肾助阳。

柳某，男，30岁。结婚3年未育，睾丸疼痛1年。山医附院检查，右侧睾丸由结节疼痛，精液检验：精子3～7个／HP，转中医治疗。因睾丸有结节疼痛，暂未用助阳药，而用下方以清热软坚散结止痛。

【处方】柴胡9g，橘核9g，赤芍药、白芍药各9g，当归12g，桑葚9g，金银花24g，丝瓜络12g，生牡蛎30g，香附12g，丹参15g，甘草9g。水煎服。每服3剂，停药1天。

二诊：3个月后自述疼痛完全消失。改用补肾壮阳为主，补气养血为辅的药物。

【处方】五子四君散加减：枸杞子、菟丝子、五味子、覆盆子、车前子各9g，党参15g，白术9g，茯苓9g，陈皮9g，淫羊藿9g，续断12g，当归9g，甘草6g。

水煎，每日1剂，分2次服用。3个月复查精液，精子计数为50×10^6／mL，平时节制性欲，排卵期交合，不久其妻即怀孕。

名医小传

王琦，北京中医药大学终身教授、主任医师、研究员、博士生导师、中央保健委员会会诊专家，享受国务院政府特殊津贴。荣获中国科协全国优秀科技工作者称号，国家科技进步二等奖，北京市政府首都劳动奖章，中华中医药学会终身成就奖。

◆ 解析

在脏腑之中，肝、脾、肾三脏与男性不育的关系最为密切。因为肾藏精，主生殖；脾主

◆ 读案心悟

运化，为气血化生之源，以滋养先天之精；肝藏血，主疏泄，精血互生，与气血运行关系密切。若以上脏腑功能失调，便会产生湿热、痰浊、瘀血等病理因素，从而导致男性不育。在临床施治上，王老师特别重视辨病诊断，主张在现有技术条件下，尽可能诊断明确，查清病因，针对治疗。辨证时强调精液望诊，精液色白、质稀、量多者，多为寒、为虚；色黄、质稠，多属热、属实。主张辨病、辨证相统一，辨证与精液微观分析相结合。辨证上由西医学确诊的生殖系统炎症推敲为下焦湿热证；性激素低下者与肾虚相关；治疗上性激素低下者采用补益药物，常用具有类激素作用的蛇床子、淫羊藿、露蜂房、仙茅等；生殖系统炎症者采用清热利湿解毒和活血化瘀法，精浆中锌、锰缺乏者采用锌、锰含量较高的黄精、枸杞子、淫羊藿治疗；精液不液化症与蛋白酶缺乏有关，加入富含酶类药物如鸡内金、谷芽、麦芽、山楂、乌梅等，以提高疗效。在临证时，常立足肝、脾、肾三脏，围绕肾虚、湿热、瘀毒，精确辨证，不拘一法一方，常数法并举，多方共用。

【引自】何清湖.男科病·名家医案·妙方解析.北京：人民军医出版社，2007.

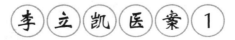

李立凯医案 1

【辨证治则】本例患者临床表现为典型先天不足，后天失调，精血来源匮乏。其治疗方法以益肾生精、活血壮阳为主。

余某，男，29岁。1992年8月6日初诊。婚后4年爱人未孕，曾在镇江市某医院泌尿科门诊检查生殖器无异常。精液常规检查：未发现精子。服用五子衍宗丸、肌内注射绒毛激素针未能奏效。症见性欲低下，头晕耳鸣，神疲乏力，腰脊酸楚，失眠心悸，舌淡红，苔薄白，脉细。

【治法】补肾生精。

【处方】聚精汤加减：黄芪、党参、何首乌，黄精、淫羊藿、菟丝子各15g，熟地黄、枸杞子、紫河车、山茱萸、鹿角胶各12g，沙苑子、柏子仁各10g，甘草5g。

每日1剂。另用海狗肾3对研细末，装入空心胶囊，每次2粒，每日2次，连服3个月。

11月20日复诊：自觉症状基本消失，精液常规复查：精子计数 $46 \times 10^5 / \mathrm{mL}$，活动率为60%。原方去柏子仁，继服4个月后，1993年4月妻子怀孕，次年元月生一女儿。

◆ 解析

李老方中何首乌、黄精、山茱萸益肾生精，使精血充足；黄芪、党参补气健脾，以资化源；紫河车、鹿角胶补肾填精，含有多种抗体、干扰素，同时含有多种激素和多种酶，能促进睾丸的功能，具有提高免疫功能和增强机体抵抗力的作用；淫羊藿、菟丝子、沙苑子温肾阳，鼓动肾阳激发生精；当归、熟地黄补血，当归还可活血，能够改善生殖系统血液循环；配用海狗肾，加强暖肾壮阳、益精补髓作用。以上方中有多种药物含微量元素锌，而锌能促进睾丸精子的发育和生成，全方共奏补肾生精之功。

【引自】沈元良.名老中医话男科疾病.北京：金盾出版社，2012.

◆ 读案心悟

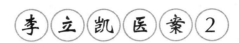

【辨证治则】此病多由肾精亏损，精窍受阻所致。治宜补肾填精，佐以活血化瘀通窍法。

方某，男，31岁。1994年2月24日初诊。患者婚后2年半不育，女方妇科检查无异常。在南京某医院精液常规检查2次均未发现精子，建议做人工授精，患者夫妇拒绝而来我科门诊要求治疗。症见头晕目眩，两耳鸣响，精神萎靡，面色少华，性欲减退，小腹部至阴囊常感发凉，右侧睾丸有下坠感。外生殖器检查：精索静脉无曲张，左侧睾丸正常，右侧睾丸偏小、质软、略有触痛(患者其母怀孕期间体弱多病，8岁时患腮腺炎性睾丸炎)。脉沉细，舌质淡红有紫气，苔薄白。

【处方】黄芪、党参、菟丝子各15g，熟地黄、紫河车、山茱萸、鹿角胶、当归、穿山甲、地龙各12g，沙苑子、三棱、莪术、牛膝、桃仁、红花各10g，甘草、小茴香各5g。

服药25剂，阴囊发凉坠胀明显好转。原方继服65剂，自觉症状改善，睾丸无坠胀感，性功能欠佳。精液常规检查：精子计数$1 \times 10^6 / mL$，均为死精子。用上药精窍已通，故改用补肾填精法治疗。

【处方】聚精汤：黄芪、党参、制何首乌、菟丝子、淫羊藿、黄精各15g，熟地黄、枸杞子、紫河车、山茱萸、鹿角胶、当归各12g，沙苑子10g，甘草5g。

每日1剂，早晚各服1次。另用海狗肾4对研细末，装入空心胶囊，每次2粒，每日2次，连服4个月，临床症状基本消失。精子常规检查：计数$18 \times 10^6 / mL$，活动率为35%。继守原方坚持治疗5个月，精子计数$6 \times 10^7 / mL$，活动力正常。其妻1996年4月足月生一男婴。

◆解析　～ ～ ～ ～

　　本例患者是以肾虚为主并夹实证。方中配伍桃仁、穿山甲、红花、三棱、莪术为活血化瘀通经之品；地龙善行走窜，通血脉，属血肉有情之品，含有丰富的蛋白质和氨基酸；牛膝引药下行，直达病所，以改善微循环，增加血管的开放数及血流速度，改善血管通透性，具有调节血液循环作用，促进增生性病变的转化或吸收。服药3个月，精窍已通。继拟补肾填精法治疗而获效，可见仍以肾虚为主。

　　【引自】沈元良.名老中医话男科疾病.北京：金盾出版社，2012.

◆读案心悟

第二章　少精子症

　　少精子症亦称为精子减少症，是指一次射精，精子计数低于200万／mL，或总数低于4000万／mL。少精子症不是一种独立的病症，而是许多疾病或因素造成的结果。精子计数并非恒定不变，受各种客观因素的影响，同一个体在不同时间和不同环境下，精子计数可能出现不同的结果。若多次精液检查，精子计数低于上述标准，则显示睾丸生精功能明显下降，生育能力将受到影响。多数与弱精子症、少精子症相伴，是导致男性不育最常见的原因之一。

　　本病中医学称为"精少""精冷"等症，或属"精少无子""不孕"范畴。中医学认为，少精子症总属虚证、不及之病也。大抵先天禀赋不足或房事不节，耗伤肾精；或五劳七伤，久病及肾，下元不固；或肾阳不足，命门火微，不能温煦脾阳，脾肾两虚，不能运化水谷精微；或气血两虚，精亏水乏，精亏则血少，血少则精亏，都可以出现少精子症。

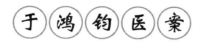

于鸿钧医案

【辨证治则】肝气郁结，肾虚肝郁实乃不育之关键，故应施予补肾生精、疏肝解郁之法。

李某，男，30岁。1994年5月8日初诊。患者结婚3年多未育。其妻经妇科检查正常。本人既往无食生棉籽油史，亦无高温、毒物及放射线接触史。在市级医院查精液常规：精液量少于1mL，精子计数$5×10^6$/mL，活动力不良，成活率约15%。屡进金匮肾气丸等补肾壮阳之品罔效。刻诊：口干心烦，夜寐多梦，两胁胀满，纳谷不馨，小腹及睾丸胀痛，腰膝酸软乏力，舌红，苔薄黄，脉弦细。

【辨证】肾阴亏损，肝气郁结。

【治法】疏肝解郁，佐以益肾填精。

【处方】淮山药、白芍、淫羊藿、熟地黄各15g，山茱萸肉、香附、枸杞子、续断各12g，覆盆子、柴胡、乌药、青皮、陈皮各10g，甘草5g。水煎服。

复诊：服药6剂，诸症减轻。上方加菟丝子15g，巴戟天12g。继服30剂，诸症消失，精神振奋，复检精液常规：量2.5mL，灰白色，液化正常，活动力良好，成活率约75%，精子计数$15×10^6$/mL。同年8月其妻怀孕，足月产一男婴。

◆ 解析

男性精少不育症，一般多以阴精亏损，肾阳虚惫，或气血生化乏源论治。从临床观察，求治者均为青壮年，此类患者，因久婚不育，常致家庭不和，导致肝气郁结，肾精不足。方中柴胡、香附、青皮、陈皮升发郁火，顺应肝

◆ 读案心悟

气，则木得遂其条达之性矣；熟地黄、淮山药、白芍健脾柔肝，养血活血；续断、枸杞子、淫羊藿、山茱萸肉、菟丝子等补益肝肾，养阴生精。现代研究证明，淫羊藿、枸杞子等补肾药，可促进肾上腺皮质激素分泌，促进性功能，促进精液分泌等。诸药合用，使气血冲和，故能生精孕育。

【引自】吴大真，等.名中医男科绝技良方.北京：科学技术出版社，2008.

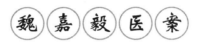

魏嘉毅医案

【辨证治则】患者病久阴精暗流，导致肾精衰薄。故应施予益肾填精之法。

陈某，男，28岁。1987年4月13日就诊。患者婚后2年余，夫妻同居，性生活和谐，迟迟未育。1986年1月患"肾小球肾炎"至今未愈，1986年3月16日曾在某医院做精液常规检查：偶见精子。尿常规：尿蛋白（＋＋）。予以维生素E、绒促性素治疗，疗效不彰，今特来诊。患者面色㿠白，腰膝酸软，头晕耳鸣，自汗出，入夜尤甚，不耐劳作，舌质淡红，苔薄少，脉双尺沉细。局部检查：双侧睾丸等大、17号，无精索静脉曲张，阴毛分布均密，无包皮过长。精液常规量约3mL，灰白色，精子极少，活动力弱。尿蛋白（＋＋），管型少。

【处方】熟地黄、山茱萸、枸杞子、鹿角胶(烊化)各15g，紫河车(研冲)、淫羊藿各30g，淮山药、菟丝子各20g，覆盆子、川杜仲、巴戟天各10g，五味子6g。

水煎服，每日1剂。食疗以前述药物食物为主。女方同时服养血益肾调冲之剂。

上方随症加减，服72剂后，1987年6月30日查精液常规，量3.5mL，精子计数62×10^6／mL，活动力增强，成活率60%，形态正常75%。尿蛋白（－），管型（－）。效不更法，仍依前方化裁。

男性不育症

名医验案解析

共服药90余剂，1987年8月2日查精液常规：量4mL，液化良好，精子计数$1.2×10^8$/mL，活动力良好，成活率85%，正常形态95%。停服中药，以金匮肾气丸巩固。

1987年9月25日，其妻停经48天，查尿HCG（＋）。于1988年5月19日剖宫产一女婴，重4.25kg。

◆ 解析

本案为魏嘉毅治疗精子减少验案之一。经云："精不足者，补之以味。"精量亏少，必当用填精补髓，血肉有情之品，忌用辛热燥热、耗精伤精之物，食疗则以鱼子、黄鳝、雀卵、蛋黄为佳。本案所用处方，实乃五子衍宗丸化裁，滋肾养精，泉源不竭，故用之有效。

【引自】魏嘉毅.男性不育临证体会.福建中医药，1991(3)：37－39.

◆ 读案心悟

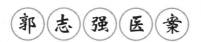

【辨证治则】患者湿热下注合并肾虚。拟先采用清热利湿之法，佐以补肾填精。

某男，34岁。2010年3月9日初诊。结婚3年余，未避孕而未孕育。小便余沥不尽，大便黏腻不爽，阴囊潮湿，阳举不坚，早泄，射精乏力，身体倦怠，脉细滑尺弱，苔薄黄。3月9日精液常规检验：量1.8mL，液化时间30分钟，精子计数$10×10^6$/mL，成活率19.74%，活动力：3级4.5%，2级8.7%，1级6.5%，0级80.3%，白细胞4～5个/HP。中医诊断：无子。

【辨证】①肾虚；②下焦湿热。

【治法】清热利湿，佐以补肾填精。

【处方】知柏地黄汤加减：熟地黄、萹蓄、金银花、连翘、白花蛇舌草、瞿麦、山药、茯苓各15g，知母、黄檗各10g，山茱萸、车前子(包煎)各12g。

4月29日二诊：4月11日精液化验：量2.5mL，精子计数$22×10^6$／mL，成活率74%，活动力：3级29%，2级25%，1级20%，0级26%，白细胞未见。

性欲低下，阳举不坚，早泄，射精乏力，小便余沥已微，大便转软，阴囊潮湿亦轻，舌质淡红，苔薄白，脉细滑尺弱。补肾填精，扶阳助孕。

【处方】熟地黄、菟丝子、枸杞子、何首乌、当归各15g，白术、丹参各20g，巴戟天、锁阳各10g，山茱萸、淫羊藿、益智各12g。

8月，其友人告知其性功能已复正常，其夫人已怀孕。

◆ 解析

少精症、弱精症、死精症的患者临床症状多不明显，而由于精液化验予以明确诊断。在遣方用药时须及时化验精液，并须查明精液中白细胞的存在状况，治疗虚症时，当白细胞在正常范围内(精子：白细胞>100：1，或白细胞在0～3个／HP以下)时，可用强补之剂，如温肾壮阳之剂。若属湿热下注证者，当先清利湿热，不可过早投予补养之剂，尤其是温肾壮阳之剂，以免反使白细胞增高；若属虚证，精子、精量过少或精子活动力过低，而兼湿热下

◆ 读案心悟

注者，可予滋补剂中少佐清热利湿之品。若精子、精量较少(每高倍镜视野仅见1～3个精子)，精子不活动及活动力极低时，可采用姑息疗法，先补虚生精，然后视病情，再以清利湿热(寒凉之品)之剂，常可提高疗效。

【引自】吴忠廉，等.不孕不育效验方.北京：人民军医出版社，2015.

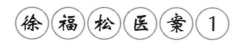

【辨证治则】 此乃肾阴虚乏，肾精生化乏源，灼津为痰，生精受制。今治以补益肾阴，养血填精，兼化瘀滞。

阮某，男，27岁，已婚。1992年3月10日初诊。患者婚后3年未育，性生活正常，曾时有同房不射精，经治已愈。近来多次查精液常规均为量少质次，再次来院求治。刻诊：患者精神尚可，面黧瘦削，口干渴，喜冷饮，纳食、大便均可，小便黄，尿后有点滴，舌红、苔薄微黄，脉细弦。查体：两睾丸及外生殖器均正常。精液常规：精子计数 1×10^7 ／mL，活动率25％，活动力差，pH 7.2，MIM 400U／mL。血及精浆抗精子抗体均阴性。

【处方】 沙参麦冬汤加减：天冬、麦冬各10g，南、北沙参各10g，京玄参10g，甘枸杞10g，沙苑子10g，紫河车10g，制何首乌10g，续断10g，益母草20g，左牡蛎(先煎)20g，制僵蚕10g。另，保精片5片，每日3次，开水吞服。

5月12日二诊：尿后余沥已渐止，无明显不适。舌脉同前。以原方加薏苡仁10g，全当归10g，以养血生精。

6月2日三诊：治近3个月，口渴诸症较前好转。查精液常规：精子计数 1.1×10^7 ／mL，活动率15％，活动力差，pH 7.3。

久服有情填精之品，症无明显好转，看来与其职业有关。汽车驾驶室温度较高，且易汗出，湿热滞碍，精血不从正化，还当利水湿、解热毒、益肾精。方用六味地黄丸出入，少入滋腻为佳。

【处方】生地黄10g，山茱萸10g，怀山药20g，丹皮参各10g，云茯苓10g，泽兰泻各10g，生薏苡仁10g，全当归10g，白花蛇舌草15g，蒲公英15g，赤白芍各10g。

7月14日四诊：补泻之剂又服月余，虽天热汗多，工作较忙，但口渴、尿黄明显好转，舌淡红有津，脉细弦。再从原治，另加乌梅肉10g、鸡血藤12g，以生津养血，力争成功。

7月28日五诊：更方以来服近2个月，面色转华，体无不适，舌脉同前。查精液常规已恢复正常：精液量4mL，液化时间15分钟，pH 7.5，精子活动率80%，精子活动力（＋＋＋／＋＋），精子计数7.4×10^7／mL，白细胞0～1个／HP，精子畸形率30%，精子顶体完整率70%，精子顶体酶反应直径30μm，精子前向运动速度32μm／s。方既见效，无须更张，原方再加丝瓜络6g，以清精室。

9月23日六诊：自上次复查以来，又复查精液常规3次均为正常，面黑又有好转，形瘦亦较前有改观，体无明显不适，舌脉同前，乃嘱服六味地黄丸6g，每日3次，予以巩固。

◆ 解析

此案少精子症，先用血肉有情之品不效，致病三因只重内因而然，后改补泻并重之剂而效。诚如柯韵伯所言："肾虚不能藏精，坎宫之火无所附而妄行，下无以奉春生之令，上绝肺金之化源。地黄禀甘寒之性，制熟则味厚，是精不足补之以味也，用以大滋肾阴，填精补髓，壮水之主。以泽泻为使，世或恶其泻肾而去之。不知一阴一阳者，天地之道；一开一合者，动静之机。精者属癸，阴水也，静而不走，为肾之体；溺者属壬，阳水也，动而不居，为肾之用。是以肾主五液，若阴水不守，则真水不足；阳水不流，则邪水泛行。"

◆ 读案心悟

【引自】涂福松，等.男子不育症中医特色疗法.北京：人民军医出版社，2015.

徐福松医案 ②

【辨证治则】脾肾亏虚，且久病入络，精道不畅，造成精子量少。治以健脾补肾、活血化瘀。

谢某，男，29岁。2009年3月9日初诊。婚后2年不育。患者婚后性生活正常，未避孕，其配偶未怀孕。患者平时偏于怕冷，纳可，夜寐安，大便调。舌质淡红，淡紫气，苔薄，脉细弦。体检：正常男性第二性征，睾丸、附睾、精索未及异常。精液检查：精子计数2.58×10^6／mL，活动力1级30%、2级30%、3级5%，精液糖苷酶22.7U／mL。

【辨证】肾气不足，精络瘀阻。

【治法】益肾气，兼通精络。

【处方】聚精汤合红白皂龙汤化裁：生、熟地黄各10g，枸杞子10g，沙苑子10g，南、北沙参各10g，淫羊藿10g，续断20g，红花10g，白花蛇舌草15g，皂角刺10g，广地龙10g，制水蛭10g，全枸橘10g。14剂，水煎服。

3月23日二诊：药证相合，服用14剂后患者无特殊不适，舌质淡红，淡紫气，苔薄，脉细。治疗大法不变，原方继进。

6月15日三诊：经3个月治疗后，患者无特殊不适，现食欲可，睡眠一般，大便调，舌质淡红，苔薄，脉细。复查精液：精子计数19.76×10^6／mL，活动力1级17.5%、2级23.9%、3级45%。其余未见异常。继服前方巩固。

◆ 解析

本病中医病机为脾肾阳虚，全身功能衰退，生精功能随之减弱。少精子症的病因病机不外肾虚和邪实，肾虚是生精减少；邪实则为湿热灼伤肾精，或痰浊、瘀血阻滞精路，精路不畅，导致精子量少。

◆ 读案心悟

本病临证多定位肾、脾二脏，立脾肾双补大法，又于法外兼理气血寓有静中有动之机。须补脾胃化源者，饮食增则津液旺，自能充血生精也。常用药物有生地黄、熟地黄、太子参、续断、益母草、枸杞子、沙苑子、茯苓、皂角刺等，并随症加减。实邪引起精子量少多责之于湿热、瘀血，除常用方法治疗外，要注意此类药物有引起精子活动力下降的可能。

【引自】涂福松.涂福松男科医案选.北京：人民卫生出版社，2011.

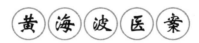

【辨证治则】气血两虚型精液少不育症。在治疗上采用补肾填精、活血益气之法。

毛某，男，35岁。1985年3月16日初诊。主诉：结婚3年未育，精液量少，无法检验。妻子月经正常。自述19岁因车祸，住院日久，致使身体虚弱，易患时令疾病。平素短气懒言、乏力、自汗、心悸、纳差、面色萎黄，性交后神疲尤甚，唇舌色淡，苔薄白，脉沉弱无力。

【处方】八珍汤加味：菟丝子15g，黄精12g，白术、茯苓、熟地黄、紫河车各10g，全当归、杭白芍、川芎各9g，人参、甘草各6g。20剂，水煎服。

二诊：自汗消失，食欲改善，仍有乏力、心悸，效不更方再服20剂，并嘱配合食疗佐之。

三诊：症状消失，性交时精液量增多。嘱停药节制房事，用食疗2个月。

四诊：无有不适感，精液量约4.5mL，余均正常。1年后随访已得一子。

◆解析

精液量过少多由先天不足，禀赋薄弱，或房事不节，色欲过度，耗损肾精所致；或由久

◆读案心悟

病不愈，气血俱伤，或先天不足，后天失养，素体虚弱，或思虑过度，劳伤心脾所致；亦有素体内热，或饮食不节，过食辛辣厚味，或外感湿热之邪，湿热内生，致热盛伤阴所致者；若湿热下注，熏蒸精室，精液成浊，瘀阻精脉；或房事忍精不泄，火伏精室，败精瘀阻而成。总之，化源亏乏，生殖之精生成不足；精窍精道阻塞，精泄不畅，均可因精液量少而难以受孕。本例由于久病不愈，气血俱伤，既失温煦，又失濡养，故见短气懒言，乏力自汗，心悸失眠，面色苍白或萎黄，舌淡，脉细弱，为气血两虚之证。故黄老采用八珍汤加黄精补诸虚，添精髓；紫河车益气养血补精；菟丝子补肾添精。诸药相配伍，气血充足，肾气旺盛，精液充盈，故能孕育。

【引自】沈元良.名老中医话男科疾病.北京：金盾出版社，2012.

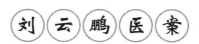

刘云鹏医案

【辨证治则】此乃肾精匮乏，阳气不足之证。拟先采用补肾益精，养血升阳之法。

舒某，男，28岁。1992年3月12日初诊。患者继发2年余未育。女方月经周期正常，为5～6天／28～30天，量中等，无痛经，输卵管通液检查示"通畅"。男方倦怠，疲乏，思睡，腰酸痛，舌暗红，苔灰，脉弦数。近期查精液：精子计数$34×10^9$／L，活动率30％，液化较差。诊断：精少症、继发性不育症。

【处方】六味地黄丸合五子丸加味：淫羊藿15g，山药15g，山茱萸9g，车前子9g，菟丝子30g，泽泻9g，牡丹皮9g，枸杞子15g，熟地黄18g，五味子9g，覆盆子9g，丹参15g，茯苓9g。8剂，浓煎服。

3月25日二诊：药后腰痛减，精神增强，略感疲倦，舌红，苔薄黄，脉弦数，守上方加肉苁蓉12g，楮实子12g。8剂，浓煎服。4月7日精液复查已在正常范围，不久爱人怀孕。

◆解析

患者倦怠、疲乏、思睡系气虚不足之故。肾阳不足，无以生髓化精，故腰酸痛精少，精子活动之力不足。处方六味地黄丸合五子丸补肾益髓生精，加淫羊藿补命门之火，鼓励肾阳使阴得阳生，阳得阴化。佐用丹参养血活血，在肾气的推动下，缓解稠度，缩短液化时间。此处方在此时意味深长，值得研究，瘀化后舌质由暗转红，诸症减轻。效不更方，加用肉苁蓉、楮实子补肾益精。药后精液复查正常，其妻怀孕。

◆读案心悟

【引自】沈元良.名老中医话男科疾病.北京：金盾出版社，2012.

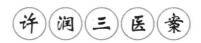

许润三医案

【辨证治则】本例患者体胖，舌苔黄腻，脉滑，均为湿热内蕴之象，先拟清热利湿，补肾填精组方用药。

王某，男，28岁。1985年7月19日初诊。患者结婚4年不育，女方曾取子宫内膜，结果为分泌期变化，输卵管通液检查为通畅。性生活满意，无阳痿、早泄，无明显自觉不适。诊查：精液检验结果示精子极少，3～5个／HP，活动力弱；白细胞20～30个／HP。身体肥胖。舌质正常，舌苔黄腻，脉滑。诊断为男性不育症。

【辨证】肾虚湿热。

男性不育症

名医验案解析

【治法】先予清热利湿。

【处方】莲子心10g，石菖蒲10g，黄檗10g，滑石15g，生薏苡仁15g，赤芍10g，当归10g，萆薢10g，生甘草3g。20剂，水煎服。告知患者戒酒。

二诊：患者一般情况好，无明显不适。舌苔由黄腻转为薄黄，脉弦滑。证属湿热渐退之象，仍守上方化裁。继服药30剂。

三诊：患者无任何不适，舌苔为薄白。复查精液常规：精子计数$37 \times 10^9 / L$，50%精子活动正常，白细胞2～7个／HP。检验结果表明病情明显好转。上方去生薏苡仁、滑石、石菖蒲，加山茱萸15g，麦冬30g，三七粉(冲服)3g。继续服药20剂。

◆ 解析

许老在治疗湿热型男性不育症中，喜用莲子心、三七粉。莲子心味苦、性寒，能清心除热。三七粉甘微温，有活血化瘀的功效，能促进局部血液循环，有利于炎症的吸收。而本型不育症中，大多因慢性前列腺炎所致，清热利湿、活血化瘀可收到满意的疗效。

患者舌苔黄腻，脉滑，精子计数明显低下，且活动力弱，亦有肾虚的内在因素，故诊为肾虚湿热证。治疗时先拟清热利湿为主，选用石菖蒲、滑石、黄檗、萆薢等药。同时稍给补肝肾之品，如生地黄、当归、赤芍等。待湿热清后，则以补肝肾为主，使精子逐渐增多，

◆ 读案心悟

活动力增强，终则完全恢复正常。

【引自】董建华，王永炎.中国现代名中医医案精华.北京：北京出版社，2002.

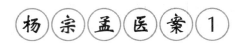

【辨证治则】肝郁化热型不育症，所以采用疏肝利湿、清热养阴之法。

黄某，婚后7年无子。曾经某医院精液常规检查，精子计数8×10^9／L，有白细胞10～15个／HP及少许红细胞。累服"金匮肾气丸""男宝"及肌内注射绒毛膜促性腺激素，精子数目时升时降，但从未达到60×10^9／L。求治于杨老。当时诊其脉象沉弦细而数，舌质红绛，苔少薄黄。询其症，尚有早泄已数年。据舌、脉等四诊所见，诊为肝郁化热，扰及精室，致令早泄；累及他脏，损伤牝脏之精而致精少、不育。

【处方】丹栀逍遥散加减：柴胡10g，当归12g，茯苓12g，甘草5g，牡丹皮15g，山栀15g，芍药12g，淡竹叶10g，知母8g，栀子、防风各6g，炒茵陈10g。

水煎服，每日1剂。服药7剂后，心脾之热解，复查精液，精子计数略有上升，达20×10^9／L，故改服知柏地黄汤加牡丹皮、赤茯苓、青盐，去土茯苓。连续服药20剂后，诸症悉除，后多次复查精液，精子数持续在$(60\sim100) \times 10^9$／L。尔后信告其妻已怀孕。

◆解析

本例首始肝病。肝病之因，多因抑郁不解，暴折难决，化生火热。因肝有疏泄之机，邪火随之上行下迫，以及横逆，而致肝、心、脾、肾同病。肾为牝脏，主水，肾病则不能生

◆读案心悟

精。治疗上，当执其枢机，以丹栀逍遥散清泄肝木之热，加茯苓、淡竹叶同牡丹皮、栀子共入心经，以泄心热；加茵陈炒黄，避其与栀子之苦寒，冰伏脾胃，且不减其清热之功。防风一味，散肝舒脾，故不数剂，心脾之热降而精子计数升。改服知柏地黄汤加青盐，滋肾清肝，清泄肝肾相火；加牡丹皮、赤茯苓，防心脾之热复作，共达调乙增癸、养阴清热之功。故肝肾调，精血生而能种子。

【引自】史宇广，单书健.当代名医临证精华·男科专辑.北京：中医古籍出版社，1992.

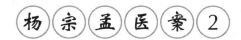

【辨证治则】少精子症。据舌、脉等四诊所见，诊为肝郁化热，扰及精室，致令早泄，累及他脏，损伤肾脏之精而致精少、不育。在治疗上采用清肝解郁之法。

林某，男。婚后7年无子，曾经某临床医学院泌尿外科检查，精子计数8×10^6／mL，白细胞$10 \sim 15$个／HP及少许红细胞。累服"金匮肾气丸""男宝"及肌内注射绒毛膜促性腺激素，精子数时升时降，总数从未达到6×10^6／mL。杨老当时诊其脉象沉弦细而数，舌质红绛，少苔薄黄。询其症，尚有晨泄已数年。

【处方】丹栀逍遥散加减。柴胡、当归、白芍、白术、土茯苓、生姜各15g，薄荷、炙甘草各6g，竹叶10g，知母12g，防风6g，炒茵陈25g。

每日1剂，水煎服，分早、晚2次服。上方加减。7剂后心脾之热解，精子计数略有上升达20×10^6／mL，改服知柏地黄汤加牡丹皮、赤茯苓、山栀子、青盐，去土茯苓。连服20剂，诸症悉除，精子数持续在（$60 \sim 100$）$\times 10^6$／mL。后来信告知其妻已怀孕。

◆解析

本病首始肝病。肝病之因，多因抑郁不解，暴折难决，化生火热。因肝有疏泄之机，邪火随之上行下迫，以及横逆，而致肝、心、脾、肾同病。肾为牝脏，主水，肾病则不能生精。治疗上，当执其枢机，以丹栀逍遥散清泄肝木之热，加赤茯苓、竹叶同牡丹皮、山栀子共入心经，以泻心热；加茵陈炒黄，避其苦寒、冰伏脾胃，且不减其清热之功。防风一味散肝舒脾，故不数剂心脾之热降而精子数升。改服知柏地黄汤加青盐，滋肾清肝，清泻肝肾相火；加牡丹皮、赤茯苓，防心脾之热复作，共奏调乙增癸、养阴清热之功。故肝肾调，精血生而能种子。

【引自】黄展明.不孕不育症奇效良方.北京：人民军医出版社，2006.

◆读案心悟

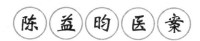

陈益昀医案

【辨证治则】本案为脾肾阳虚、肾精亏损导致的不育。治则为益肾填精。

李某，男，30岁。2005年3月6日初诊。患者婚后2年未育，其妻健康，各项检查均正常。曾多次在当地医院检查精液常规均为精子较少，且活动力差，四处就医，疗效不显，故来就医。刻诊：精神疲乏，周身无力，食欲欠佳，腰膝酸软，舌质淡，苔薄白，脉沉细，尺脉尤弱。外科检查：外生殖器发育正常，睾丸、附睾及精索静脉均无异常。查精液常规：量1.5mL，液化时间30分钟，精子计数$25 \times 10^9 / L$，活动率30%，活动力差。诊为原发性不育症。

【处方】菟丝子20g，淫羊藿15g，巴戟天15g，何首乌15g，肉苁蓉15g，熟地黄15g，枸杞子15g，炒杜仲15g，生黄芪20g，炒白术15g，砂仁6g(后下)，紫河车10g。

每日1剂，水煎2次，早、晚分服。同时饭后2小时口服氯米芬50mg，每日1次。

4月15日复诊：内服中西药30日，精神较好，周身稍有力，思食，腰膝酸软减轻。复查精液常规：量2.5mL，精子计数$37×10^9$/L，活动率42%，活动力良。仍以前方去炒白术、砂仁加炒山药15g。服法同前，西药仍按上方服用。

5月13日三诊：内服中西药30日后，精神好，周身有力，纳香，腰膝酸软消失。舌质淡红，苔薄白，脉象缓和。复查精液常规：量3mL，精子计数$78×10^9$/L，活动率66%，畸形率12%，2级26%，3级28%。嘱其继续服用生精助育丸每次2丸，日服2次。于7月26日告知其妻已停经12日，查HCG（＋）。于次年4月，正常分娩一女婴。

◆解析

本组方以益肾填精为基本治则，方中何首乌、黄精健脾益气、气阴双补；枸杞子滋补肝肾；五味子益男子精；淫羊藿补肾壮阳，以阳中求阴，而促进精液之化生；黄芪益气健脾，旨在以后天养先天；熟地黄滋肾阴，益精髓，山药滋肾补脾、益气养阴，二药配伍，一补先天之肾，二强后天之脾，先天得后天之充而强，后天得先天之补而健；丹参、当归养血活血，化瘀通络。全方共奏补肾益精、活血化瘀之功。

精子活动率低伴有畏寒肢冷、腰膝酸软、阳痿早泄、举而不坚属肾阳不足，命门火衰，

◆读案心悟

加制附子、肉桂、巴戟天、阳起石等；精液量少稀薄，精子畸形较多者属阴虚火旺，去淫羊藿，加黄檗、知母、女贞子、何首乌；精液液化时间较长属湿热壅结、精脉瘀滞，去淫羊藿加黄连、黄芪、桃仁、红花。

【引自】程英俊，陈培峰，肖广显.陈益昀主任中医师中西医结合治疗男性不育症的经验.中华实用中西医杂志，2007，20(20)：24－25.

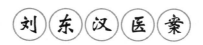

刘 东 汉 医 案

【辨证治则】肝肾亏虚、精虚不育之证，在治疗上采用疏肝补肾、养精益气之法。

某某，男，32岁。结婚6年未育，配偶健康。现体虚自汗，头昏耳鸣，记忆力下降，性欲减退。精液化验：量2mL，液化时间＞60分钟，精子计数0.86×10^9／L，活动率44%。辨证为精虚不育。

【处方】益肾生精汤加味：枸杞子20g，覆盆子10g，沙苑蒺藜30g，五味子10g，菟丝子10g，车前子10g，山茱萸20g，巴戟天20g，黄芪30g，当归20g，淫羊藿30g，赤芍30g，桃仁10g，红花10g。

水煎服，每日1剂。30剂后，复查精液：量2.5mL，液化时间30分钟，精子计数18×10^9／L，活动率51%。守方30剂，其妻受孕。

◆解析

肾主精，若先天禀赋不足，后天研伐太过，致肾精亏虚，是男性不育的重要病因。精虚不育的临床表现为：婚久不育，精液清冷，排精量少，伴全身乏力、头昏耳鸣、齿摇发落、腰膝酸软、阳痿早泄。刘老认为，种子续

◆读案心悟

嗣与农人稼穑一理，健康的精子、卵细胞是孕育健康生命的关键，弱精秕糠焉能孕育生子。张景岳云"善补阳者，必阴中求阳，则阳得阴助，而生化无穷；善补阴者，必阳中求阴，则阴得阳升，泉源不竭"。精虚不育，宜补肾添精。自拟益肾生精汤。基本处方为：菟丝子、枸杞子、覆盆子、沙苑蒺藜、五味子、车前子、山茱萸、巴戟天。阳痿早泄者，加锁阳、淫羊藿、阳起石；精液不化者，加赤芍、桃仁、红花；兼气虚自汗、血虚头昏、全身乏力者，加黄芪、当归、鹿角胶、龟甲胶。

此例辨为精虚不育，予刘老自拟益肾生精汤主治获效，充分体现了刘老治精虚不育精、气、血兼顾的学术思想。

【引自】何清湖.男科病·名家医案·妙方解析.北京：人民军医出版社，2007.

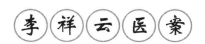

李祥云医案

【辨证治则】脾肾两虚、精血不足精少不育案。在治疗上采用补肾填精，健脾活血组方用药。

刘某，男，34岁。2003年12月8日初诊。结婚4年未育，精液常规：量2mL，计数14×10^9／L，活动率50%，活动力弱，性功能正常。曾在某医院接受治疗，服用氯米芬，同时肌内注射绒毛膜促性腺激素，治疗半年余，无效。要求中药治疗。患者面色萎黄，平时头晕耳鸣，神疲乏力，少腹冷痛，腰膝酸软，婚前遗精频繁。苔薄质淡，脉濡细。诊断为精少症，不育症。

【辨证】脾肾两虚，精血不足。

【治法】健脾补肾，温阳益精。

【处方】党参12g，黄芪12g，熟地黄12g，山药15g，菟丝子12g，覆盆子9g，枸杞子12g，淫羊藿15g，地龙12g，红花9g，蚕茧12g，益智仁12g，车前子9g，五味子4.5g，肉苁蓉12g，阳起石12g。

二诊：2004年1月3日。诊后精神状态有所恢复，腰酸腹痛减轻，生活起居正常，苔薄，脉细。治以健脾温肾，养血益精。前方去覆盆子，加龟甲18g、鹿角片9g。以上方为基础，随症加减，治疗2个月后，精液检查：量3mL，精子计数86×10^9/L，活动率75%，活动力中。又继续治疗3个月，现妻子怀孕。

◆ 解析

本案用经验方补肾增精汤、五子衍宗丸加减治疗。方中党参、黄芪、山药、熟地黄健脾益气、补血滋阴；菟丝子、覆盆子、枸杞子、五味子益肾固精；淫羊藿、肉苁蓉、阳起石、蚕茧温肾助阳，有增加精子活动力作用；益智仁温肾益精，增加精子生成；车前子清热利水，使补中有泻，开阖有序；地龙、红花活血通络，益于精子的生成。复诊加入龟甲、鹿角片补益任、督两脉，龟甲、鹿角片、党参、枸杞子是龟鹿二仙胶的组成成分，补精、气、神三宝，合方共奏脾肾同补、强肾益髓之功，故能如鼓应桴，如愿有子。

◆ 读案心悟

男性不育症

名医验案解析

【引自】马毓俊.名中医李祥云治疗男性不育验案.社区卫生保健，2005，5(5)：365-367.

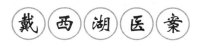

戴西湖医案

【辨证治则】证属肾阴不足，为肾阴亏损，相火炽盛，侵扰精室，灼精成浊所致。治当滋阴降火。

余某，29岁，结婚5年没有生育。女方经妇科检查未发现异常。男子不育，精液常规多次检查少精，脓细胞（＋＋～＋＋＋）。患者遗精，健忘，性欲淡漠，舌红苔少，脉细数。

【处方】何首乌10g，黄精10g，枸杞子10g，知母10g，黄檗10g，白芍10g，远志10g，山茱萸10g，山药10g，生、熟地黄各10g。

7剂，水煎服。经用上法三诊而症状未减，精液常规脓细胞波动。经反复推敲，辨证无误，遂守原法。唯虑病久阴损及阳，且阳生则阴长，乃原方去白芍、远志，加菟丝子10g，淫羊藿10g，温肾阳助阴长，是谓"强肾之阴，热之犹可"。治疗2个月，症状消失，精液常规检查：精子计数20×10^9／L，活动率60%，活动力良好，未见白细胞。

◆ 解析

　　戴老治精液异常，确定诊断无误，则有是证必用是药，突出"守"字，大凡病程迁延之疾，不可急于求效而频更方药。若遇兼证，大法之下随症增减一二味，灵活而施，久必取效。精液异常证候多端，虚实夹杂，临床当专于明证，溯流澄源。男子以精为主，是生殖之源，其病因既有外源所在，也

◆ 读案心悟

有内在因素，无外乎精寒、气衰、痰湿、相火盛、精少、气郁。考之实际有益精、生精、固精、通精、引精等诸法，依方调治，使内外平和而精调。此案守法三诊未效，而确认辨证无误，继续守方，终获大捷，此乃真正的辨证论治也。

【引自】曾金雄，林建军.戴西湖主任治疗精液异常临床思路与经验.福建中医，1998，29（4）：4-5.

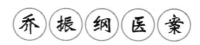

乔振纲医案

【辨证治则】本案为肾虚精亏为本，下焦湿热为标注，乔老重滋阴生精、益气养血，使精血互生。

索某，男，25岁。1996年1月23日初诊。已婚4年，婚后夫妻关系和谐，性生活正常，但至今未育。男子精液检查：精子计数$(2.5\sim4.2)\times10^9$／L，活动率40%～60%，活动力低下，屡经中药治疗而不效。刻诊：乏力，腰膝酸软，下蹲起立时常有晕眩之感，食可，眠佳，有时尿后带白并小便疼痛，大便正常，舌红，苔前半部稍黄，后半部黄而厚腻，脉沉滑，今日精液检查：精子计数3.8×10^9／L，活动率60%。

【辨证】肾虚精亏，下焦湿热。

【治法】益气补肾，养血生精，清热化湿。

【处方】生黄芪30g，当归15g，熟地黄10g，山茱萸10g，牡丹皮10g，泽泻15g，菟丝子15g，黄檗10g，蒲公英15g，桂枝5g，鹿角胶10g(另炖)，淫羊藿15g，韭菜子15g，巴戟天15g，萆薢30g，鱼腥草30g，肉桂1g。7剂，水煎服。

二诊：药后体力增加，精神转佳，性功能明显增强，仍宗上方，加水蛭9g，易鱼腥草为败酱草30g，继进7剂。

三诊：腰膝酸软明显好转，尿后带白及小便疼痛均失，舌根腻苔渐化，说明下焦湿热得清，再治应集中药力补肾养血，促使气化，以求精子速生，提高精子活动率，拟方如下。

【处方】生黄芪30g，当归15g，白芍20g，熟地黄10g，五味子9g，补骨脂10g，枸杞子15g，沙苑蒺藜15g，淫羊藿15g，肉苁蓉15g，鹿角胶15g，水蛭9g，黄檗10g，桂枝7g，墨旱莲30g，肉桂1g。

守上方继服35剂，腰酸腿软，尿后带白诸症皆失，3月13日精液检验：精子计数78×10^9／L，液化良好，活动力一般，活动率70%，遂宗上方取15剂，共为细末，装胶囊，嘱其每服7粒，每日3次，丸药缓图待机受孕。1996年6月10日，患者登门来告，其妻怀孕已3个月。

◆ 解析

　　因精子计数少，活动率低下引起的男子不育症，当从肾论治，乃医之常规，本案治疗除紧紧抓住"滋阴生精"这一根本环节外，另有三点可谓别具匠心：其一，依"精血互生"之理，每方重用生黄芪以益气，用当归、白芍以养血，使气旺则血充，血旺则精生；其二，本案初期基本病机表现为本虚而标实，故初期治疗，在补肾生精的同时，加入蒲公英、黄檗、鱼腥草、败酱草、泽泻、草薢等旨在清热化湿治其标，待热邪得清，湿邪得化，集中药力补肾生精；其三，气生血、血生精的转化过程，离不开"气化"作用，故治疗始终应用桂枝和肉桂，用量虽小，却能起到温阳化气，促使气化的作用。

【引自】乔艳华.乔振纲治疗男性不育症验案举隅.北京中医，1998(1)：56.

◆ 读案心悟

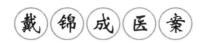

【辨证治则】脉症合参，此系湿热下注，瘀热内侵，诸症丛生。拟清利湿热、活血解毒，佐以补肾为治。

王某，男，30岁，已婚。1997年10月9日初诊。结婚3年余未育，爱人妇检正常，患者无烟酒嗜好，仅自觉口干微苦，喜饮，溲黄便燥，性生活正常，舌红，苔薄黄，脉弦数，余无不适。精液检查：量4mL，液化时间>30分钟，精子计数24×10^9/L，活动率65%，活动力2级，脓细胞少许，白细胞>30个/HP。

【辨证】湿热内蕴。

【治法】活血化瘀法的运用，并佐以补肾。

【处方】土茯苓20g，生地黄15g，蒲公英15g，金银花10g，丹参15g，王不留行15g，赤芍10g，鸡血藤30g，枸杞子15g，菟丝子10g，续断10g。另甘露消毒丹每次10g，每日3次。

11月18日二诊：服上方30剂，丸药5瓶，自觉症状消失，精液复查量4mL，活动率90%，活动力良好，液化时间<30分钟，脓细胞消失，白细胞3～5个/HP，精子计数108×10^9/L。药中病机，嘱每周照上方内服2～3剂，知柏地黄丸每次10g，每日3次，共服15剂，丸药5瓶，12月20日来告知其妻子已怀孕。

◆解析

本例脉症合参，此系湿热内蕴，症见口干喜饮，舌红，苔薄黄，脉弦数。湿热煎熬津液则瘀血内生。王清任所云"血受热煎熬则成块"，以致精液黏稠，液化时间延长，精子数

◆读案心悟

稀少，热毒侵袭精液，则见大量白细胞和脓细胞，故其主要病机是湿热内蕴，瘀热之毒，下注精室，诸症丛生。拟清利湿热、活血解毒，佐以补肾生精为治，方中金银花、蒲公英、土茯苓、生地黄、赤芍清利湿热、凉血解毒，鸡血藤、丹参、王不留行、赤芍活血化瘀，枸杞子、续断、菟丝子补肾生精，药中病机，诸症得愈，故能有子矣。

【引自】戴锦成.活血化瘀治疗不育症经验举偶.安徽中医临床杂志，1999，10（6）：347.

第三章　死精子症

死精子症是指排精后1小时内死精子总数超过40％，6小时内超过80％。死精子不具备正常的活动能力和受孕能力，是男性不育的常见原因之一。男子因精液异常引起的不育占不育因素的20.5％，而死精子症占精液异常中的13.23％。

精子的死亡与精浆的质量有很大关系。生精功能缺陷，发育不良，精子内部结构异常；生殖道有炎症，精子通过有炎症的精囊腺、前列腺；机体营养不良，维生素A、维生素E缺乏，果糖减少，锌含量改变；精索静脉曲张、睾丸缺血缺氧，均是造成死精过多的主要原因。

胡吉元医案

【辨证治则】脾虚气衰，运化失常，生化不足，肾虚精少。其治疗方法以补脾健肾、益气养血为主。

刘某，男，28岁。结婚3年未育，女方检查无异常。症见神疲乏力，耳鸣，头昏，腰膝酸软，食少便溏，舌淡苔白，脉沉细无力。精液常规检验好精子5%，死精子70%，畸形精子15%，活动力差。诊断为不育症。

【辨证】脾肾亏虚。

【治法】健脾生精。

【处方】补中益气汤加味方：黄芪、党参、枸杞子、何首乌、大枣各15g，白术、陈皮、生地黄、黄檗、山茱萸、巴戟天、淫羊藿、车前子、砂仁各10g，升麻、甘草各5g，柴胡6g。

每日1剂，水煎3次分服，服药1个疗程后诸症基本消失，精液常规检查，好精子83%，畸形精子8%，死精子9%，活动力较好。守原方又服1个疗程，其妻已停经半月，经检查已怀孕，后足月顺产一男婴。

◆ 解析

不育症的病位主要在肾，与脾、肝有密切的关系，主要为先天不足和后天失调，脾虚运化失常，精血之源缺乏，可导致肾气亏虚，而肾气亏虚，又可致脾阳虚，两者互为因果，用补中益气汤加味方治疗。

方中黄芪、党参、白术、大枣、甘草补气健脾；陈皮理气；升麻、柴胡升举下陷之清阳；巴戟天、淫羊藿补肾壮阳；山茱萸、枸杞子、何首乌补益肝肾精血；生地黄、黄檗清

◆ 读案心悟

热、燥湿；车前子利水清热；砂仁化湿行气。全方具有补脾健肾，益气养血，健脾生精，清热燥湿之功，既填先天之精，又补后天之气，从而改善生殖功能。

【引自】胡吉元，等.补中益气汤加味方治疗男性不育症60例.实用中医药杂志，2003，19(5)：243.

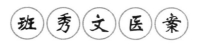

班秀文医案

【辨证治则】死精症，真阴不足，虚火内动，阴精衰竭，证属真阴不足，虚火内动，阴精衰竭。以补肾养阴、壮水济火法论治，

郑某，男，32岁。1988年5月22日初诊。结婚4年，夫妻共同生活，未避孕，爱人迄今未孕。平素性欲一般，时有头晕目眩，腰膝酸软，夜难入寐，寐则多梦。胃纳一般，大便干结，隔日1次，小便正常。舌尖红，苔少，脉细数。精液检验检查：量约3mL，精子计数$40 \times 10^9 / L$，成活率10%，死精90%，活动力差，液化时间>30分钟。爱人检查未发现异常。

【处方】活精汤：熟地黄15g，山茱萸10g，山药15g，牡丹皮10g，茯苓10g，泽泻6g，麦冬10g，当归10g，白芍6g，女贞子10g，素馨花6g，红花2g，枸杞子10g，桑葚15g。

每日清水煎1剂，连服20剂。

药后精液检查：成活率30%，死精50%，液化时间正常，余无特殊。药见初效，守上方加太子参15g，小麦20g，夜交藤20g，墨旱莲15g。每日水煎服1

男性不育症 名医验案解析

剂，连服1剂。复查精液常规：精子成活率50%，死精10%，活动力一般，计数已接近正常，继用五子衍宗丸加味。

【处方】菟丝子15g，女贞子10g，枸杞子10g，五味子6g，车前子6g，覆盆子10g，太子参15g，当归身10g，白芍6g，玉兰花6g，大枣10g。

连服30剂，身体康复，爱人次月受孕。

◆ 解析

方中六味地黄汤，功专肾肝，滋而不腻，寒温相宜而兼滋补气血；当归、白芍、素馨花、红花养血活血，柔肝疏肝；枸杞子、桑葚、女贞子、麦冬滋补肝肾精气。诸药合用，共奏调肝益肾，畅达气血之功。

偏于肾阳虚者，加制附子10g，肉桂6g；少腹、小腹冷痛者，加艾叶、葫芦巴、小茴香；夹痰湿者，上方去红花、素馨花，加菖蒲6g，皂角刺15g；夹瘀者加泽兰10g，桃仁10g。

【引自】班秀文.班秀文临床经验辑要.北京：中国医药科技出版社，2000.

◆ 读案心悟

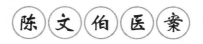

陈 文 伯 医 案

【辨证治则】结合脉症，辨为脾肾精气亏虚，投以健脾益肾之法，以获成功。

邓某，男，26岁。1984年10月13日初诊。夫妻同居，婚后3年未育。多次精液常规检查，显微镜每高倍视野仅见2～3只精子，且全部死亡。症见神疲嗜卧，腰膝酸软，大便溏泻，日行2次。舌淡红，苔薄白，脉沉细尺弱。

【辨证】脾肾不足，精竭不育。

【治法】健脾益肾，生精填髓。

【处方】生精赞育丸：淫羊藿50g，肉苁蓉60g，山药60g，枸杞子65g。

上方药研制为丸，每日2次，每次15g。15天为1个疗程，一般需要3～5个疗程。

患者治疗2个月后，复查精液常规：精子计数44×10^9／L，成活率为40%，活动力中等。前药继服4个月，精子计数已达72×10^9／L，成活率为60%，活动力中等。不久其妻遂有身孕。

◆解析

尽管男性不育症的病因极其复杂，但因精气不足者最为多见。本案患者精子数目极少，且全部死亡。生精赞育丸由淫羊藿、肉苁蓉、山药、枸杞子4味药物组成，其中淫羊藿、肉苁蓉补肾兴阳，生精充髓，性味温而不燥，无劫阴之弊；山药甘平，脾肾双补，行壮后天益先天之实；枸杞子性平味甘，滋阴填精，微振元阳，使肾精得充而肾气渐旺。诸品合用，燮理阴阳，故能收到生精赞育之功。

【引自】何清湖.男科病·名家医案·妙方解析.北京：人民军医出版社，2007.

◆读案心悟

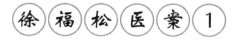
徐福松医案①

【辨证治则】证为痰瘀凝聚外肾精室。治宜软坚化痰、活血化瘀、清热解毒。

张某，男，27岁。1999年8月25日初诊。结婚2年不育，婚后性生活正常，未采用任何避孕措施，有附睾炎病史。检查：双附睾头部增厚，睾丸大小质地均正常，无精索静脉曲张。精液检验显示液化正常，精子计数50×10^9／L，成活率0，活动力0级。血抗精子抗体（＋），舌淡红，苔薄白，脉细弱。中医诊断为不育症。

【处方】枸橘汤加减：枸橘、青皮、陈皮、川楝子、延胡索、海藻、昆布、牡蛎、续断、秦艽、防风、防己、赤茯苓、赤芍、泽兰、泽泻各10g。每日1剂，水煎服。

另给服麒麟丸和季德胜蛇药片。患者以上药为基础方，服药3个月后复查精液示：精子计数55×10^9／L，成活率65％，活动力3级，血抗精子抗体转为阴性。1年后随访，其妻已生育一女孩。

◆ **解析**

徐福松主任医师临证死精子症认为，由于多系生殖道炎性感染所致，故在治疗上较为棘手，提高精子活动率的关键有4种：一是滋阴降火，改善全身情况；二是清热化湿，控制感染；三是温补肾气，调整内分泌；四是疏肝理气，改善局部血供。

本例患者由于长期患慢性附睾炎导致死精，而且出现自身抗精子抗体。徐老运用枸橘、青皮、陈皮、川楝子、延胡索，意在疏肝气；海藻、昆布、牡蛎软坚散结；赤芍、泽兰活血化瘀；赤茯苓、泽泻、防风、防己、秦艽、季德胜蛇药祛风除湿解毒，并清除抗体；麒麟丸、续断温补肾气。整体用药虽显庞杂，但药证相合，故取得较好疗效。

◆ **读案心悟**

【引自】沈元良.名老中医话男科疾病.北京：金盾出版社，2012.

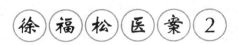

徐福松医案 2

【辨证治则】证属肾亏相火偏旺，湿浊下注，精室受扰而成精浊，精失所养而死。治宜补肾固精、清热利湿。

徐某，男，32岁。1979年10月13日初诊。患者婚后年余未育。夫妻同居，性生活基本正常。患者素有尿道口滴白，会阴部发胀，中西医多方治疗未效。近日精液常规检查为死精子症。刻诊：精神尚可，口干，腰酸，尿黄，会阴部发胀，阴茎勃起则尿道口即有白色黏液及黏丝滴出，舌红苔薄白，脉平。10月5日精液常规：灰白色，黏稠，量3mL，精子计数1.3×10^7/mL，活动率0，30分钟液化不全，脓细胞（＋）。

【处方】萆薢10g，益智仁6g，石菖蒲3g，乌药5g，菟丝子10g，茯苓10g，车前子(包)10g，续断10g，泽泻10g，沙苑子10g，黄檗10g，生甘草3g。

11月17日二诊：服上药1个月，腰酸、会阴部胀痛好转，阴茎勃起尿道口有黏液滴出有所好转。舌脉同前。前列腺液常规：卵磷脂小体（＋＋），脓细胞少许，红细胞极少。湿热得治。近改用甘寒以清余焰，以防苦寒太过有碍生生之阳。原方去沙苑子、黄檗、生甘草，加牡蛎(先煎)30g、瓜蒌根12g、荔枝草12g、六一散(包)12g。

11月22日三诊：又进5剂，口干、尿黄明显好转，腰酸、会阴部胀痛改善，舌红，苔薄白，脉平。拟阴阳双补。原方加生地黄12g。连服五子补肾丸6g，每日2次。

12月7日四诊：仍有腰酸，余无不适，阴茎勃起亦无明显滴白。予血肉有情之品，以助精生。原方加黄精12g。连服胎宝片5片，每日3次。

1980年1月31日五诊：体无明显不适，查精液常规：灰白色，黏稠，半小时不全液化，精子计数7.6×10^7/mL，活动率80%，形态正常。继服原方巩固。

◆解析

朱丹溪言："主闭藏者肾也，司疏泄者肝也，二脏皆有相火，而其系上属心。心，君火也，为物所感则易动，心动则相火亦动，动则精自走，相火翕然而起，虽不交合，亦暗流而疏泄矣。"本案相火偏旺，久病致肾精受伐，治在益肾导浊的同时，兼清相火、湿热。待湿热清，相火平，再行阴阳双补，益肾养精。

【引自】沈元良.名老中医话男科疾病.北京：金盾出版社，2012.

◆读案心悟

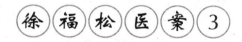

徐福松医案3

【辨证治则】精肾亏虚导致死精子不育症，在治疗上采用填精补髓、养阴益气之法。

李某，男，30岁。1982年7月31日初诊。患者婚后年余，夫妻同居，性生活正常，未育。男方查精液常规：精子计数3.5×10^7／mL，活动率30%，死精子症，液化时间>60分钟。刻诊：精神尚可，体无明显不适，工作忙碌，休息欠佳，舌淡红，苔薄黄，脉细。

【辨证】证属肾精不足。

【治法】填精补髓，兼以酸甘化阴。

【处方】河车大造丸加减：坎炁10g，鹿角霜20g，炙黄芪12g，党参12g，枸杞子10g，生地黄10g，熟地黄10g，当归10g，沙苑子10g，何首乌12g，白芍药10g，乌梅10g。

10月30日二诊：上药间断服药30剂，近阶段加班较多，复查精液常规：精子计数5×10^7／mL，活动率一般，死精子仍多，液化接近正常。但口唇燥裂，晨起眼涩，尿黄臊臭较甚，舌红，苔薄白，脉细数。阴虚本质，不受温补，湿热为患。今以清热养阴，予知柏地黄丸加减。

【处方】知母6g，黄檗6g，生地黄12g，山茱萸6g，茯苓10g，菟丝子10g，车前子(包)12g，萆薢10g，益智仁10g，泽泻10g，乌药6g，白芍10g。

1983年1月9日三诊：上药又服30剂，口唇焦燥。精液常规：精子计数$3.6 \times 10^7 / \text{mL}$，活动率5%，活动力不良。阴难骤生，仍宜前法。并嘱注意休息。

6月13日四诊：精神、体力较前又有好转，服药近40剂。精液常规：精子计数$5.8 \times 10^7 / \text{mL}$，活动率40%，活动力不佳，死精子多，舌脉同前。原方加服五子补肾丸5g，每日2次。

11月16日五诊：配偶患阑尾炎、急性传染性肝炎，本人过于劳累，精神紧张，服药中断，口唇焦燥，舌红中裂，尿黄，脉细弦。精液常规：精子计数$0.6 \times 10^7 / \text{mL}$，活动率5%，活动力不佳。

《内经》曰："阳气者，烦劳则张，精绝……"过劳气阴两伤，中夹湿热，急拟滋阴利湿、益肾生精。

【处方】生地黄10g，熟地黄10g，山茱萸10g，山药10g，牡丹皮10g，茯苓10g，泽泻10g，知母6g，黄檗6g，槐花10g，制何首乌12g，益智仁10g，菟丝子10g，沙苑子10g，枸杞子10g，车前子(包)10g，女贞子10g。

1984年5月5日六诊：间断服药60余剂。尿黄，舌红，苔裂，脉弦数。精液常规：精子计数$1.5 \times 10^7 / \text{mL}$，活动率30%，活动力差，液化正常。阴液易亏而难成也。

【处方】知母6g，黄檗6g，生地黄10g，熟地黄10g，山茱萸10g，茯苓10g，泽泻10g，沙苑子10g，枸杞子10g，车前子(包)10g，萆薢10g，乌药6g，白芍药10g。

7月7日七诊：上药服20剂，尿黄好转。近暑热逼人，加班又多，精液常规示无精子。伴全身疲乏，尿黄，苔薄白舌中有裂纹，脉细。

此乃暑伤气阴，湿热亦盛。再从养阴利湿益气治之。并休息。

【处方】知母6g，黄檗6g，生地黄10g，熟地黄10g，土茯苓15g，山药10g，泽泻6g，牡丹皮10g，丹参10g，白芍药10g，当归10g，炙黄芪10g，车前草15g，荔枝草15g。

8月18日八诊：上药连服40剂，全身疲劳明显好转，尿黄转清，舌脉同前。精液常规：精子计数$4.46 \times 10^8 / \text{mL}$，活动率85%，灰白色，量3mL，形态正常。继服原方巩固。

◆解析　❀　❀　❀

　　《怡堂散记》谓："肾者主水，受五脏六腑之精而藏之，故五脏藏乃能泄。是精藏于肾，非生于肾也。五脏六腑之精，肾藏而司其输泄。输泄以时，则五脏六腑之精相续不绝，所以成其坎位，而上交乎心，满而后溢，生生之道也。"该案过劳则五脏无精气以藏肾，肾精无以生化，何以为泄？故治此类疾患，除辨证用药确当外，亦须嘱患者节劳养精。

　　【引自】涂福松，等.男子不育症中医特色疗法.北京：人民军医出版社，2015.

◆读案心悟

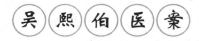

吴 熙 伯 医 案

　　【辨证治则】肾阴虚则生内热，肾阳虚则水停，水热互结，灼烁精室，致使精败。故其治疗以清热利湿，补肾益阳为主。

　　史某，男，31岁。结婚7年，爱人未孕，经多家医院诊治，精液检查示精液量少，死精50%，白细胞（＋＋），久治无效，辗转而来我院就诊。中医案语：婚后七载，爱人未孕，性交时阳事不兴，伴有早泄，并见头昏耳鸣，腰酸疲乏无力，小便色泽黄浊，舌红苔黄腻，脉濡数。

　　【辨证】肾虚精亏，湿热下注。

　　【治法】清热固肾。

　　【处方】知母、黄檗各10g，生地黄15g，女贞子15g，枸杞子10g，菟丝子15g，淫羊藿15g，葫芦巴15g，巴戟天10g，沙苑子15g，制何首乌15g。20剂。

　　二诊：药后尚适，上方续服20剂。

三诊：阳事已坚，早泄已愈，腰酸好转，小便转清，舌淡红，苔薄白，脉细。精液常规复查示死精数明显减少，白细胞已无，再拟丸药常服。

【处方】熟地黄60g，山茱萸肉60g，淮山药60g，焦泽泻60g，茯苓60g，牡丹皮60g，枸杞子60g，菟丝子60g，巴戟天50g，太子参60g，淫羊藿60g，炙狗肾5具，女贞子60g，葫芦巴60g，何首乌10g，补骨脂50g。

上药共研细末，炼白蜜为丸，如梧子大，每服5g，每日3次，连服2料，共服10个月后爱人怀孕。

◆ 解析

本案为吴熙伯治疗死精过多症验案之一。本例属肾阴阳皆虚，房劳伤肾，肾伤精耗，故勃起功能障碍，精少，头昏、耳鸣，疲乏。选方用知母、黄檗、生地黄清下焦之热；枸杞子、女贞子、淫羊藿、葫芦巴、菟丝子、巴戟天、何首乌等补肾益精；后宗六味地黄汤加狗脊、太子参、补骨脂制丸缓图。药中病机，故而治愈。

【引自】黄展明.不孕不育症奇效良方.北京：人民军医出版社，2006.

◆ 读案心悟

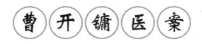

曹 开 镛 医 案

【辨证治则】证属肾气不足，生精乏能，生而不健故死多生少，法当力补肾气，以壮精子，减少死亡率。

于某，男，40岁。1988年12月8日初诊。现症：结婚6年未曾孕育，身体状况尚可，唯时有腰痛。检查精液：总量3mL，液化；可见死精子大量，偶见活动精子。辨证：诊脉象沉细，舌质淡红，舌苔薄白。

【处方】狗肾1条，党参15g，云苓15g，白术10g，淫羊藿15g，肉桂4g，菟丝子20g，韭菜子20g，蛇床子20g，牛膝10g，丹参15g，赤芍10g，鹿角胶8g。每日1剂，服3周。

二诊：自诉性功能有所改善，腰痛减轻。盖原有性欲减退现象，初诊未便说明。诊脉象沉细，舌质红，舌苔薄白。继以前法增益。

【处方】狗肾1条，熟地黄10g，淫羊藿15g，党参10g，云苓15g，白术10g，肉桂5g，菟丝子20g，韭菜子20g，赤芍10g，牛膝10g，蛇床子15g，枸杞子20g，鳖甲10g，龟甲10g，鹿角胶8g。每日1剂，服4周。

三诊：自感情况良好。诊脉象沉，舌质红，舌苔薄白。检验精液：总量2mL，可液化；精子计数$212×10^6$/mL，成活率85%，活动率30%；活动力1级10%、2级20%，畸形率10%。效果较好，说明药已对症，按前方出入继服。

【处方】狗肾1条，鳖甲10g，龟甲10g，熟地黄20g，淫羊藿15g，云苓15g，白术10g，山药20g，肉桂5g，菟丝子20g，韭菜子20g，赤芍10g，枸杞子20g，蛇床子20g，鹿角胶10g。每日1剂，服4周。

四诊：诊脉象略沉，舌质红，舌苔薄白，检验精液：总量2mL，可液化；精子计数$320×10^5$/mL，成活率85%，活动率40%；活动力1级20%、2级20%，畸形率10%，当继续益肾强精。

【处方】狗肾1条，鳖甲10g，龟甲10g，熟地黄20g，云苓15g，白术10g，韭菜子20g，肉桂5g，牛膝10g，党参15g，菟丝子20g，枸杞子20g，淡苁蓉15g，鹿角胶10g。每日1剂，服4周。

五诊：自感精力充沛，性欲增强。食、眠俱佳。诊脉象平和有力，舌质红，舌苔白。检验精液：总量2mL，可液化，精子计数$650×10^5$/mL，成活率90%，活动率50%，活动力2级60%、3级20%，畸形率10%。精液状况已大致正常，须继续巩固，以克全功。

【处方】熟地黄20g，党参15g，云苓15g，白术10g，淫羊藿15g，枸杞子20g，菟丝子20g，淡苁蓉15g，韭菜子20g，益智仁15g，鹿角胶10g。每日1剂，服4周。

尽剂后未见来诊，越10余日，携妻子来，云已闭经40余天，妊娠试验阳性。

◆解析

◆读案心悟

死精一症，临床颇不罕见。西医学认为，或由于生精机制发育不良，或由于精液中果糖、维生素A、维生素E及精氨素等物质含量低下所致；而按中医学辨证分析，前者属肾气、肾阳不足，后者多符合肾阴虚症状，亦有二者同时出现者。曹老在临床中，常用党参、云苓、白术、菟丝子为基础，保证后天之养，对阴虚兼精液不液化或精液量少者加龟甲、鳖甲、蛇床子、肉桂、鹿角胶，更多的时候需调和阴阳而并用，因偏盛而侧重不同，而韭菜子一味，补肝肾、命门，为保证精子质量不可或缺之药也。

【引自】涂福松，等.男子不育症中医特色疗法.北京：人民军医出版社，2015.

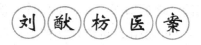

刘 猷 枋 医 案

【辨证治则】证候属肾阴不足兼湿热。先拟补肾养阴，然后再拟清热利湿。

张某，男，34岁。1997年9月2日初诊。主诉：婚后5年不育。病史：结婚5年，患者性生活正常，妻子一直未怀孕。女方妇科检查正常。精液常规检查：量2.5mL，精子计数18×10^6／mL，活动力（＋），活动率30%，死精子70%，30分钟液化不全，白细胞6～10个／HP。于当地医院中西药物治疗1

年无效，故来我院诊治。现症：患者腰酸膝软，精神不振，头晕耳鸣，睾丸偶有坠胀，舌红，苔薄黄腻，脉滑。外生殖器检查发育正常，无精索静脉曲张。中医诊断为不嗣；西医诊断为不育症，少弱精症。

【处方】助育方加减：熟地黄15g，何首乌15g，龟甲(先煎)9g，桑螵蛸15g，覆盆子15g，补骨脂15g，当归15g，黄芪20g，苍术15g，败酱草20g。14剂，水煎服，每日1剂。

二诊：服药2周，患者仍有轻微睾丸疼痛，余无明显不适症，前方加小茴香15g，蒲公英20g。继续服用2周，服法同前。

三诊：服药4周，患者无明显不适。复查精液：精子计数$27×10^6$/mL，活动力（＋＋），活动率50%，30分钟液化，白细胞0～2个/HP，自觉精子充沛，性功能增强，饮食量增加，睡眠好。继续守方服药3月余，复查精液：常规精子计数$52×10^6$/mL，活动力（＋＋＋），活动率70%，白细胞0～2个/HP。继续巩固疗效，加强营养，至第5个月，其妻停经怀孕，次年顺利生产，病告痊愈。

◆ 解析

本案为刘猷枋治疗死精过多症验案之一。男性不育症临床证候表现多不明显，甚至无证可辨，此时应宏观和微观辨证相结合，治疗上仍以补肾填精为主。另外，有部分患者同时患有前列腺炎，也是造成不育的原因。故临床上采用补肾填精，兼加清热利湿治则，多可见显效。

【引自】吴大真，等.名中医男科绝技良方.北京：科学技术出版社，2008.

◆ 读案心悟

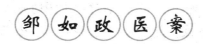

【辨证治则】肝郁肾虚型不育。所以采用疏肝补肾，理气活血之法。

卢某，男，35岁。结婚5年未育，女方检查正常，曾在当地医院检查提示精液异常，经治未效。症见腰软、舌淡、苔白、脉细弦，性功能正常。精液检查：精量1.8mL，液化时间小于30分钟，精子计数8×10^9／L，成活率40%，活动力2级，抗精子抗体（－）。

【处方】柴胡、郁金、橘核、仙茅、五味子各10g，黄精、当归、生地黄、熟地黄各12g，淫羊藿、菟丝子、覆盆子、鹿角胶各15g，丹参、巴戟天各20g，黄芪、山药、枸杞子各30g。

水煎服，每日1剂，60天为1个疗程。1个疗程后精液量为3mL，活动力3级，成活率0.7，又以上方巩固30余剂后，其妻孕。

◆ 解析

精液异常所致不育症，医者多责之于肾。邹老独辟蹊径，从肝郁肾虚论治，每获良效。邹老治疗本症运用自拟疏肝补肾基本方，在补肾生精的同时，辅以疏肝理气，以促进肾精的生成与排泄。在临床治疗中，充分显示了本方的可靠疗效。

男科郁证，遣方用药当以清灵为贵。诚如华岫云归纳叶天士治郁证法云："盖郁证全在病者能移情易性，医者构思灵巧，不重在攻补，而在乎用苦泄热；用宜通而不擅苗助长。"且当重视男科郁证"治重肝脾肾，效在精气神"之特点，多选用入肝肾二经之药物。

◆ 读案心悟

疏肝宜用柴胡、郁金、佛手、香附、刺蒺藜；见小腹及外阴胀痛者，则加用青皮、金铃子、橘核、荔枝核；理血养血宜用当归、川芎、牡丹皮、丹参、芍药；兼血瘀者可加川牛膝、桃仁、穿山甲、五灵脂、益母草；养肝肾之阴宜用何首乌、枸杞子、地黄、酸枣仁、山茱萸、龟甲胶；益气助阳，宜用黄芪、党参、菟丝子、韭菜子、肉苁蓉、巴戟天、鹿角片等；夹痰湿者选用半夏、石菖蒲、茯苓、白芥子、陈皮；湿热甚者，加紫花地丁、白花蛇舌草。如能谨守病机，随症加减，灵活运用，则收事半功倍之效。

【引自】邹如政.疏肝补肾法治精液异常不育症36例.江西中医药，1998(4)：19.

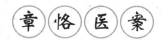

【辨证治则】肝肾亏虚型死精子症，予以温阳益气、补肾生精为法。

王某，男，30岁。结婚2年不育，配偶排除不孕病证。患者现觉腰膝酸软，神疲乏力，阴茎勃起不坚，射精无力，性欲淡漠，舌淡苔白，脉沉细弱。精液检查：精子活动率仅25%，且活动力差。

【处方】淫羊藿、肉苁蓉、巴戟天各15g，菟丝子、枸杞子、熟地黄各20g，当归、柴胡各10g，山药、黄芪各30g。

水煎服，日1剂。上方加减，共服60余剂，临床症状消失，精子活动率已达70%，活动力良好，性生活恢复正常，配偶半年后受孕。

◆解析

本案为章恪治疗死精过多症验案之一。引起死精子症的原因，除了生精功能障碍之外，

◆读案心悟

与精子所处的微环境异常(如男性附属性腺炎症及附睾炎症、精索静脉曲张、营养不良、微量元素失调)有关。此外，精子活动不良亦可引致不育。中医学认为，精子的产生与脏腑(尤其是肾)、气血功能密切相关。精子的活动有赖阳气的旺盛，而精子的死亡则与生存环境不良(如湿热、气滞、虚火等)有关。因此，治宜采用温阳补肾益精之法，以充精子之源，激活精子活动力，并运用祛湿、清热、疏肝、活血、养阴法则，改善精子所在的微环境，保证精子存活。方中淫羊藿、肉苁蓉、巴戟天、菟丝子、黄芪温补肾阳而益精血；柴胡疏肝解郁，升举阳气；枸杞子、山药平补肝肾而益精血；当归补血并能活血；熟地黄养血滋阴，是为精血互生而设。

【引自】章恪.益肾生精汤治疗死精症.湖北中医杂志，2002(8)：46.

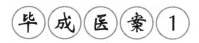

毕 成 医 案 ①

【辨证治则】综合病因病症，诊为肾虚湿热型死精症。治以补肾生精、清热利湿。

郑某，男，29岁。1998年3月5日初诊。结婚2年余，性生活正常，妻未怀孕。因婚前曾使前女友有过身孕，患者并未加以重视。后几次检查女方并无异常，这才勉强来到男科门诊求诊。经精液常规检验示精色偏黄，精子活动率<30%，活动力低下，pH6.8。初诊为死精症。细问，患者嗜酒，婚后1年余性生活频次达1次/日(月经期除外)。平时除口舌生疮、脸部多有毛囊炎外，余无不适。舌质偏红，苔黄腻，脉滑数。

【处方】补肾清热汤：淫羊藿、车前子、紫河车各30g，金银花20g，连翘、金樱子、生地黄、萆薢、肉苁蓉、菟丝子、枸杞子各15g，黄檗、牡丹皮各10g。

每日1剂，水煎服，分早、晚2次服。或共制成水丸(或蜜丸)，每次10g，每日3次。1个半月为1个疗程，一般服用2～3个疗程。

【处方】淫羊藿、车前子、紫河车各30g，金银花、萆薢各20g，连翘、金樱子、葛根、生地黄、肉苁蓉、菟丝子、枸杞子各15g，黄檗、牡丹皮各10g。

每日1剂，水煎服，分早、晚2次服。并戒烟酒。上药服21剂后，检查精液常规示：精子活动率上升至45%，活动力仍低下。守方再服1个月。服完上药又1个月后，再查精液常规已正常。

◆ 解析

临床上因嗜酒而致的死精症较为多见，如果还有借酒"助性"的习惯，则这种情况更易发生，所以在治疗时绝不能仅仅补肾，一定要注意清热利湿之品的应用。

阴虚明显者，加大生地黄用量至20～30g，并加龟甲15g(先煎20分钟)；阳虚甚者，加巴戟天15g；湿热重者，加重萆薢用量至20～30g，黄檗量用至20g。

【引自】高新彦，等.古今名医男科医案赏析.北京：人民军医出版社，2008.

◆ 读案心悟

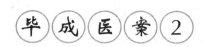

【辨证治则】肝肾不足，精液瘀阻导致死精子过多。治以活血化瘀，补血生精。

董某，男，25岁。1993年10月1日就诊。患者1991年5月1日结婚，婚后夫妻同居，性功能无障碍，但2年余未育。女方妇科检查无异常。自感右睾时有疼痛，时牵引少腹，舌暗红，苔薄黄、脉细涩。体检：右睾17号，质中，附睾头部可扪及结节如豆粒大，体部增粗：左睾15号，质中，附睾无异常。精液检查：灰白色，量2mL，液化20分钟，pH7.2，精子计数0.7×10^6/mL，活动率20%，活动力1级，形态正常84%，脓细胞（++）。

【处方】通络生精汤：熟地黄、黄芪各20g，益母草15g，淫羊藿、王不留行、路路通、续断各12g，桃仁、红花、当归、艾叶、川芎各10g。

每日1剂，水煎服，分早、晚2次服。拟上方稍作加减，服药21剂后，精液复查：精子计数1.2×10^6/mL，精子活动率65%，活动力2级，形态正常90%，后易育精续子丸服用60余天后。精液复查：pH7.6，精子计数9×10^6/mL，活动力2～3级，精子活动率70%，形态正常84%，精子宫颈黏液穿透试验良好。后随访女方妊娠，足月顺产一男婴，已1岁零1月。

◆解析

临床上死精症与弱精症是完全不同的，但是，精液常规检查一般很难进行确诊区别，应进行精子染色检查。尽管如此，这两者在致病因素和引起不育的结果来看是基本一样的，故治疗用药方面多有交叉，但死精症的治疗一般都需要更多的服药时间，因此，接受治疗后当坚持用药3个月以上。

◆读案心悟

炎症明显者，加野菊花、蒲公英、紫花地丁各15g；阳虚者，加鹿茸(另煎兑服)3g、巴戟天15g、肉桂(后下)9g、菟丝子15g。

【引自】吴忠廉，等.不孕不育效验方.北京：人民军医出版社，2015.

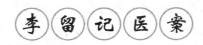

【辨证治则】属湿热下注，灼伤阴精。拟以清热利湿、滋阴养精法。

王某，男，29岁。婚后5年未育，配偶经多次妇检无异常发现，于1989年3月4日前来诊治。平素嗜好烟酒，身体健康，性功能正常，唯近年来时常感到头昏体乏，两目时有昏花，神情略显忧郁，面色微有晦滞之色，外阴发育正常，精索较粗大，副睾呈轻度压痛，舌质暗红。精液常规：量2mL，呈灰白色，黏稠度较正常，精子发育大小不一，形态异常，精子计数为3500万／mL，几乎全部是死精，无活动能力。

【处方】生精育种汤：生地黄30g，赤芍、川萆薢、肉苁蓉、菟丝子各15g，黄檗、牡丹皮各10g，车前子、淫羊藿各20g，枸杞子15g，紫河车30g。

每日1剂，早、晚空腹服，1个月为1个疗程。也可制成蜜丸，每丸重20g，每日3次，每次1丸。每个疗程结束后，视精液常规复查情况，再决定下一疗程的服药。

3月12复诊：该处方服6剂。因近日家中修盖房子，服汤药不便，要求改丸剂，遂将该药配成为丸剂，1料服1个疗程。

4月13日三诊：服完1个疗程后，自觉头昏体乏、两目昏花等症大有好转，复查精液量3mL，精子计数5300万／mL。成活率在40%以上，然活动力较差，病精较前好转，继服1个疗程。

5月14日四诊：自觉症状基本消失，精力充沛，无不适，精子复查，精子计数6200万／mL，精子成活率为70%以上，活动力良好。为巩固疗效，嘱再服1个疗程，10月其妻已怀孕。

◆ 读案心悟

死精的原因系生精功能缺陷所造成，或者与精子通过有炎症的、前列腺、精囊有关，中医学认为湿热之邪蕴结下焦，下注精室，耗伤阴精，所以治疗本证以清热利湿、滋阴泄热、补肾养精为第一要旨，自拟生精育种汤即为此而设。

大多患者在服完1个疗程后精子成活率均有较大幅度的上升，少数病例可上升到正常范围，但不能就此停药，必须再服1～3个疗程来巩固疗效为准。

阴虚明显者加重生地黄的量；阳虚较著倍用淫羊藿；湿胜者重用萆薢；热甚者重用黄檗。

【引自】吴忠廉，等.不孕不育效验方.北京：人民军医出版社，2015.

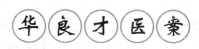

【辨证治则】证属精瘀而兼精虚，单补其虚，反增其瘀。故治疗罔效。宜采用先通后补之法。先拟活血通精，然后再拟养肝益肾。

周某，男，34岁。结婚6年未育。常感疲乏无力，头昏脑涨，腰部刺痛，会阴部坠胀。无适当刺激而阴茎勃起，房事时却举而不坚；无适当刺激而渗出精液(尿道口常觉湿黏、化验小便常发现畸形精子)，行房时却射精不畅，精道刺痛，有时同房不能射精。检查生殖器发育正常，精液量少，多次检验<2mL，精液呈团块状，24小时不液化，精子无法计数，畸形精子和死精子常在90%以上，活动力低下。详询病史，婚前有长期而频繁的手淫，婚后房事过度。曾用西药氯米芬、激素治疗，并服大量补肾填精之品而无效。

【辨证】精瘀不育。

【治法】活血通精。

【处方】活血通精汤：当归10g，制何首乌20g，鸡血藤15g，牛膝15g，益母草20g，血竭5g，金毛狗脊15g，熟地黄15g，骨碎补20g，续断15g，王不留行15g。黄酒为引。

用药25剂后，精液量增多至3～4mL，团块消失，液化时间为30分钟，精子活动率从2%提高到32%，各种自觉症状减轻。予原方加入枸杞子25g，淫羊藿10g，桑螵蛸15g，沙苑蒺藜15g，以增补肾益精之力。又用60剂，诸症渐除。1年多后，其妻生一女婴，母女健康。

◆ 解析

华老从医几十年，临床经验丰富，治学严谨，尤其对男科疾病的研究，建树颇多，其治精瘀精虚之不育，用自制活血通精汤，每有效验。

本方为华老精瘀学说的代表方剂。全方由入肝肾的活血药味组成。方中当归为君药，养血生精，活血通精，增强生精功能，激发精子之活动力；配以益母草、牛膝、血竭为臣药，以助当归养血活血、通精生精之力；制何首乌、狗脊为佐药助当归益肾填精，二味均有补而不守、滋而不腻之特性，无寒热阴阳之偏颇；黄酒为使药，引诸药直达精室，并可畅通全身经脉。诸药合用，共奏活血通精之功。

【引自】华良才.男科经验良方三首.海南医学，1999，10(3)：187－188.

◆ 读案心悟

第四章　精子活动力下降

　　男子的生育能力不仅取决于精子量的多少，还与精子质量的高低有密切关系。正常男子成活率应＞60％，精子活动力好，能灵活地向前直线游动。若精子活动率低下，则往往造成不育。本症亦称为弱精子症，患者临床无明显症状，也可伴有阳痿、畏寒、肢冷、乏力、性功能障碍和全身症状等。本症主要通过精液检查而确定。

　　中医认为，本症的发生由于烦劳过度，或手淫频繁，肾精亏虚，阴虚火旺；或先天不足，病后体虚，肾气不充，精失涵养；或素嗜辛辣肥甘厚腻，湿热内生，熏蒸精宫；或肝气不舒，木郁化火，反侮肾水，肾精受损，从而引起精子活动力低下。提高精子的质和量，治疗应从滋阴降火、清热利湿、温补肾气、疏肝理气四个方面着手。临床若能相机为用，可望获得较好的疗效。

谢 文 松 医 案

【辨证治则】本案肾阴虚是致少弱精症的主要原因，故应施予健脾补肾、养阴活血之法。

朱某，男，32岁。结婚8年未孕，多处求医无果。2003年4月3日初诊，检验精子计数2×10^6／mL，重度凝集，精子活动力0，畸形25％，液化30分钟不全。查左睾丸10mL，右睾12mL，质尚可。嘱服生精2号。

【处方】生精2号：淫羊藿、紫河车、熟地黄、牡丹皮、丹参、枸杞子、制何首乌、山药、女贞子、云茯苓、菟丝子、狗肾、山萸肉、巴戟天、黄芪、肉苁蓉等28味加工浓缩成0.3g的浸膏片。

名医小传

谢文松，主任医师，著名男科专家。现任郑州中医院男科主任。郑州中西医结合学会男科专业委员会常务委员，中国性学会中医性学专业委员会委员，中华中医药学会生殖医学分会第一届委员会委员，郑州中医药学会男科专业委员会委员。擅长中西医结合治疗男性不育症、慢性前列腺炎、性功能障碍、男性更年期等男科疾病。

每日3次，每次服10片，视患者检查情况以30日为1个疗程，一疗程后做一次精液常规检查，以确定疗效及进行诊疗前后数据比较。

服药3日后复查，检验精子计数4×10^6／mL，偶见精子活动力有些增强，畸形25％，pH6.4，嘱继服生精2号。

30天后复诊，查精子计数9×10^6／mL，活动力增强，畸形20％，pH6.7。又服6天。

8月10日复查，精子计数17×10^6／mL，活动率65％，活动力1级40％，2级25％，pH7.2，于2003年9月7日报受孕。

◆解析

生精2号方中以熟地黄、制何首乌、怀山

◆读案心悟

药、枸杞子、山萸、女贞子以益其精治其本；以淫羊藿、巴戟天等通火，以防湿热瘀阻精道及阳热诸药助阳生热之弊；又精血同源，气能生血，血能化精，先天赖后天不断充养始能日渐充盈，后天赖先天活动力资助而方能化生，故以云茯苓、黄芪、当归健脾益气养血以资肾源。肾主水，易致湿热下注或血水互结，脉道瘀阻，故配伍以丹参、川芎、其阳助肾生精，即合"善补阴者必于阳中求阴，则阴得阳升而源泉不竭"之意；车前子、牡丹皮利湿热、泻肾中虚；牛膝以活血通经，引药归源，为精子的生成提供物质基础。另选用紫河车、狗肾、鹿角胶等血肉有情之品温肾填精。诸药合用，相得益彰，医者因人制宜，裁加用量每获良效。

【引自】高新彦，等.古今名医男科医案赏析.北京：人民军医出版社，2008.

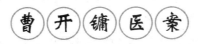

曹 开 镛 医 案

【辨证治则】诊脉象沉、细、数，舌质淡红，舌苔薄黄，证属阴虚体质，房劳过频，阴液亏耗，阴损及阳。法当峻补肾阴为主，疏导阳气辅之，肾气充精乃强。

史某，男性，36岁。1987年12月9日初诊。现症：结婚3年未育。近感性欲减退，阴茎举而不坚，且时有小便浑浊现象。检验精液：总量1 mL，液化差，成活率70%，活动率40%，均极迟缓，活动力勉强达1级，精子计数632×10^5／mL。

【处方】龟甲15g，鱼鳔蛸20g，生、熟地黄各15g，枸杞子20g，女贞子20g，天冬、麦冬各15g，黄檗8g，牡丹皮8g，肉桂3g，竹叶10g，草薢15g，山药20g，芡实20g，牛膝10g，阿胶10g。每日1剂，服3周。

二诊：自感困乏减轻，小便正常。诊脉象沉、细，舌质淡红，舌苔薄白。当继续以滋阴兴阳之治。

【处方】鱼鳔20g，龟甲10g，生、熟地黄各15g，枸杞子20g，金樱子20g，巴戟天10g，山药20g，肉桂4g，韭菜子15g，丹参15g，牡丹皮10g，紫河车15g，鹿角胶8g，牛膝10g，赤芍10g，当归10g。每日1剂，服4周。

三诊：自感良好，性欲恢复。诊脉象沉，舌质红，舌苔白，检验精液：总量2mL，液化可，精子计数720×10^5/mL，成活率80%，活动率50%，活动力1级20%、2级30%，畸形率10%。精子活动力明显提高。宜继宗前法。

【处方】熟地黄20g，巴戟天10g，枸杞子20g，菟丝子20g，金樱子20g，韭菜子20g，女贞子20g，肉桂4g，紫河车15g，山药20g，丹参15g，牡丹皮10g，鹿角胶10g，牛膝10g。每日1剂，服4周。

四诊：诊脉象平，舌质红，舌苔薄白。检验精液：总量2mL，液化可，精子计数750×10^5/mL，成活率80%，活动率60%，活动力2级40%、3级20%，畸形率10%，临床基本治愈，嘱其按最佳性生活时机同房。并按原方继服4周药，以资巩固。

2个月后来报告，其妻已确定怀孕。

◆ 解析

精子活动力，是精子离体后个体活动能力的综观，精子活动力低，即具有活动力的精子个体活动力差，都处于一个低水平，这种情况影响受孕，如不改善，将导致不育。

曹老在临床治疗观察中体会到，此类患者多由肾气不充为主因，或兼湿热下注，或兼郁怒伤肝，或因寒袭精络，故治标先除兼症，治本归于益肾强精。常用鹿角片(胶)、巴戟天、韭菜子、肉桂温肾兴阳，资以活动力，用熟地黄、菟丝子、山药、紫河车益肾强精，资以化源。同时，或以黄芪、当归补气血，或以党参、云茯苓助脾阳，使肾气充，精气强，则精子活动力提高而孕育可望。

◆ 读案心悟

【引自】高新彦，等.古今名医男科医案赏析.北京：人民军医出版社，2008.

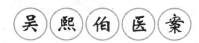

吴熙伯医案

【辨证治则】证为阴虚内热，水亏木旺。拟先采用清热润燥，然后再拟养肝补肾。

张某，男，27岁。病史概述：结婚3年9个月，夫妻同居，性生活正常，女方未曾受孕，女方经妇产科检查未发现阳性体征。男方精液常规检查：精子计数2.3×10^6/mL，活动力差，形态正常，经治无效。中医案语：头晕目眩，五心烦热，咽干口渴，耳内若有蝉鸣，负重即感心悸，性交时心悸，夜眠梦扰，腰酸腿软，盗汗梦遗，大便秘结，小溲黄赤，舌质红，苔薄白，脉细数。

【处方】六味地黄汤加味：熟地黄15g，山茱萸10g，牡丹皮10g，茯苓15g，焦泽泻12g，枸杞子12g，女贞子15g，沙苑子15g，菟丝子15g，五味子10g，玄参12g，生牡蛎30g，肉苁蓉10g。30剂。

二诊：药毕，五心烦热消失，盗汗止，梦遗愈，上方续服6个月，爱人怀孕。

◆解析

本案为吴熙伯治疗精子活动力低下症验案之一。肾藏精，主生育，为先天之本，亏耗与充盛是生育与否的关键。本例患者舌脉合参，肾阴亏虚显著，投六味地黄汤合五子衍宗丸，是宗《内经》"精不足者，补之以味"之旨，促使肾精充复，从而爱人怀孕。

【引自】何清湖.男科病·名家医案·妙方解析.北京：人民军医出版社，2007.

◆读案心悟

吴士康医案

【辨证治则】本例患者为肾阴虚型，法应滋补肾阴。

陈某，男，28岁。1994年8月26日初诊。婚后多年不育，爱人检查正常，曾到市某医院检查，生殖系统无器质性病变，精液常规：精子计数15×10^9/L，活动力差，无红、白细胞，曾用丙酸睾酮及中药治疗近1年多，均罔效。邀余诊治。症见：形体偏瘦，问及房事，有时性交时间较长，亦无射精快感，时有失眠梦多心烦，舌红少苔，脉细略数。

【辨证】肾阴不足。

【治法】滋补肾阴，益髓生精。

【处方】六味地黄丸加味：熟地黄25g，山茱萸15g，淮山药15g，牡丹皮10g，泽泻10g，茯苓30g，女贞子30g，枸杞子15g，酸枣仁20g，莲子20g。

1日1剂，续用上方加减化裁服用1个月，复查精子计数增至38×10^8/L，活动力增强，守方加肉桂2g(焗服)，再服30剂，精子计数增至85×10^9/L，活动力正常，3个月后其妻怀孕，次年顺产一男婴。

◆ 解析

精子稀少，活动力低，生殖系统检查无器质性病变，西医学似无特殊疗法，中医学认为肾为先天之本，主生殖。不育一症，归属"肾虚"范畴，肾虚则有阴虚、阳虚之分，本案为阴虚。方用六味地黄汤加女贞子等滋阴药，使肾之阴液充盛，则肾精强满，能促进生殖功能正常，故能育子矣。

【引自】黄展明.不孕不育症奇效良方.北京：人民军医出版社，2006.

◆ 读案心悟

第四章 精子活动力下降

李振华医案

【辨证治则】久治无效，责之肾精亏虚，中有湿热，议从补肾填精，兼清湿热。

陈某，男，38岁。1988年3月24日初诊。患者结婚8年未有生育，多次精液检查为少精、弱精，屡治罔效。刻诊：患者精神欠佳，面色少华，头昏乏力，怕冷，房事后腰酸明显，舌红、苔薄白，脉细。平时嗜酒。精液常规：精子计数2.7×10^7／mL，活动力低下，活动率8%，畸形率70%，脓细胞7个／Hp。

【处方】五子补肾丸合还少丹加减：菟丝子12g，覆盆子12g，枸杞子10g，五味子10g，车前子(包)10g，熟地黄12g，当归10g，杜仲10g，巴戟天10g，淫羊藿10g，山茱萸10g，坎炁10g，紫河车10g，牛膝10g，茯苓10g。并嘱戒酒。

4月4日二诊：上药连进10剂，精神转佳，面色有华，腰酸已愈，舌红，苔薄白，脉有力。精液常规：量3mL，精子计数6.5×10^7／mL，活动力3级，活动率60%，脓细胞未见。原方巩固。

◆解析

此案婚后8年未育，少弱精子症表现，且面色少华，怕冷，房事后腰酸，乃肾精亏虚，生化乏源。张介宾云："下焦如地土者，地土

◆读案心悟

男性不育症

名医验案解析

有肥瘠而出产异，山川有厚薄而藏蓄异，聚散探权总由阳气，入于此，也得一分即有一分之用，失一分则有一分之亏，而凡寿夭生育及勇怯、精血病，治之基元不由此元阳之足与不足，以为消长盈缩之主。"培养下焦，填精益肾，促其生化，并嘱戒酒，遏湿热之源，而得其效。

【引自】黄展明.不孕不育症奇效良方.北京：人民军医出版社，2006.

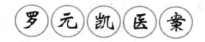

罗元凯医案

【辨证治则】因元气虚衰，肾精不健，所以虽能得以身孕，但胎元难寿，子嗣无望，治当滋肾补气。

方某，男，30岁。1986年1月初诊。结婚3年多，爱人曾怀孕2次，但均于2个月左右自然流产。女方曾做过妇科检查未发现异常，且月经周期及经量等均正常，基础体温双相，输卵管造影检查也通畅，也无其他全身性疾病。精液常规：精子计数仅8×10^9/L；活动率40%，畸形精子达43%；液化时间为7.54小时。患者平素体疲易乏，时有遗精，伴睡眠欠佳、晨起口苦等症，舌淡胖，苔薄白，脉细略弦。

【处方】熟地黄20g，淫羊藿10g，枸杞子15g，肉苁蓉20g，党参25g，菟丝子20g，山茱萸15g，白术15g，甘草(炙)6g。

同时服滋肾育胎丸，每日2次，每次5g。并嘱其节制房事。

上方连续服用3个月后，复查精液常规，精子计数已提高到75×10^9/L，但活动率仍滞于40%。在上法治疗同时，加服吉林参，每天炖服6g，15天为1个疗程。服完1个疗程后，停服10天，再行第2个疗程。治疗一个半月后，除精神明显好转外，精液检查精子计数已达90×10^9/L；活动率提高至50%；畸形精子率降至10%。

继以上法治一个半月，复查精液常规，精子计数116×10^9/L；活动率65%；畸形精子10%。继治半年左右，其妻子1987年3月再怀孕，为了顾护胎元，以防流产，嘱其妻连服寿胎丸合四君子汤加减，孕中虽先后有过轻度恶阻现象及2～3天少量阴道见红，但治后能很快控制。及至1988年1月足月顺产一男婴，母子康健。

◆ 解析

　　本案为罗元恺治疗不育验案之一。罗老认为，男性不育究其成因，主要因性功能障碍，如阳痿、早泄、不射精；精液异常，如精液过少、精子计数量不足，甚或无精子，精子活动率低、畸形精子多、精液液化时间过长或不液化等造成。此等病证均难以嗣育，即或偶能受孕，亦多胚胎发育不良，容易导致早期流产。本案患者体倦乏力，遗精失眠，舌淡胖，脉细略弦，精子数少，活动率低，畸形精子多，液化时间长，为肾精不足，元气亏虚之证。法当补肾填精，健脾益气，阴阳并补。本案治法体现了景岳阴中求阳、阳中求阴、精中生气、气中生精的治疗方法及叶桂先后天兼顾的论治思想，且遵循"慢性病效不更方"之理，使不育之证终获治愈。罗老用药平和不求猎奇，却于平凡处见实效，确为垂范之例。

【引自】贾玉森.男科病名家经验录.北京：中国中医药出版社，2014.

◆ 读案心悟

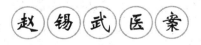

赵锡武医案

【辨证治则】乃肾阳不足，精关失固，拟温阳填精益气之法。

孙某，男。结婚4年无嗣。精子计数（16～21）×10^9／L，活动率30%～50%，用过甲基睾丸素，无效。症见头晕疲乏，腰痛怕冷，阳痿、早泄，脉象沉细，两尺无力，苔薄。

【处方】天雄12g，白术18g，肉桂6g，生龙骨18g，生牡蛎18g，韭菜子15g，当归15g，肉苁蓉18g，枸杞子9g，巴戟天12g，党参30g，淫羊藿18g，冬虫夏草6g。

服上方30剂后，阳痿、早泄已愈，腰痛头晕悉减，余症尽消。复查精液常规：精子计数10.8×10^9／L，活动率80%，后其爱人生育一胎。

◆ 解析

本案患者既有精气清冷之腰痛怕冷、脉象沉细、两尺无力、精子计数少、活动率低，又有性事障碍之阳痿、早泄之证，因而婚后4年不育。治当益损补虚，方用天雄散增味。服药30剂，不仅阳痿、早泄治愈，精子数目及活动率正常，而且喜得子嗣。天雄散出自《金匮要略·血痹虚劳病脉证并治第六》，有方无论。方中天雄、桂枝温阳，白术健脾，生龙骨育阴潜阳，共收肾脾双补、温阳添精之功。本案中，赵老将味辛性热祛寒壮阳之天雄，任以为君；继用白术、生龙骨，而以肉桂易桂枝，再加韭菜子、巴戟天、淫羊藿、肉苁蓉、冬虫夏草、党参以温阳益气，强壮肾阳，再用枸杞子、当归、生牡蛎以养精血，滋补肾阴。全方阴阳同治而以补阳为要，脾肾兼顾，而以补肾为主。

◆ 读案心悟

【引自】贾玉森.男科病名家经验录.北京：中国中医药出版社，2014.

【辨证治则】补肾益精汤治疗少、弱精子症，故应施予益气养血，少佐补肾生精。

李某，男，28岁。2003年11月21日就诊。婚后3年不育。精液检查：量3mL，30分钟完全液化，精子计数12.8×10^6/mL，3级15%，2级12%，1级38%，0级35%。查体：双睾丸大小质地正常，附睾未触及异常，输精管可触及，精索未触及明显增粗。舌质淡，苔薄，脉沉细数。

【处方】黄芪30g，当归15g，白芍药15g，川芎10g，熟地黄20g，菟丝子30g，枸杞子20g，覆盆子15g，五味子10g，车前子(另包)10g，仙茅10g，淫羊藿15g，续断15g，香附15g，砂仁10g，川牛膝15g。水煎，每日1剂，分早晚2次服。

给予上方治疗。1个月后复诊，诉精力较前充沛，查舌质淡红，苔薄，脉细，仍予以原方继服。2个月后复诊，自觉身体状况较以前明显好转，无其他不适。查精液：精液量3mL，30分钟完全液化，精子计数为22.8×10^6/mL，3级25%，2级37.5%，1级12.5%，0级25%。效不更方，原方继服。2个月后，诉其妻已怀孕。

◆ 解析

少精症多因肾阴亏虚，生化乏源导致精子的生成减少。而弱精症多因为肾阳、肾气不足，导致活动力下降。本方用五子衍宗丸补肾气，其中菟丝子苦平补肾，益精髓；覆盆子甘酸微温，固肾涩精；枸杞子甘酸化阴，滋补肾阴；五味子入五脏大补五脏之气，因其入肾经故偏于补肾；车前子性寒有下降利窍之功，且

◆ 读案心悟

能泄肾浊、补肾阴而生精液。配合仙茅、淫羊藿以补肾壮阳。五子与二仙合用既补肾阴，又补肾阳，所谓"善补阳者，必于阴中求阳，则阳得阴助而生化无穷；善补阴者，必于阳中求阴，则阴得阳升而泉源不竭"。补肾阴能增加精液，肾阴充，精子有生成的源泉，可增加精子的密度；补肾阳能鼓动肾气，肾阳壮，精子有活动的动力，可增加精子的活动力。另外，与四物汤合方，以加强养血活血之功。本方又用黄芪以益气，"气行血行"，为全方的动力；用香附以理气，既可疏肝解郁，又可防止诸补药之壅滞；用砂仁以健胃，防止补药腻胃；用川牛膝以补肾通经，引诸药同入肾经。方中肾阴肾阳双补，养血活血同用，益气理气共使，使全方补而不留邪，活而不伤正。全方共奏益气养血、补肾生精之功。

【引自】高新彦，等.古今名医男科医案赏析.北京：人民军医出版社，2008.

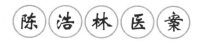

陈浩林医案

【辨证治则】本案为肝郁肾虚，精无以充养。其治疗方法以疏肝通络、补肾生精为主。

丘某，男，32岁。1998年3月24日初诊。患者结婚5年余，前2年因工作紧张不想要孩子而采取了避孕措施，但后想要生育时，妻却久未身孕，于是自作主张频繁性交，有时甚至每天1次，以求能早怀孕。但是，事与愿违，越是频繁性交越是没能怀孕，不仅如此，而且夫妻俩还感觉身体状况也明显下降了。无奈之际，经仔细商量后，这才决定去医院做诊治。经妇科检查女方无异常。又改来男科求诊。经三次精液常规检查发现：精子活动率低下，活动力低于1级，余正常。诊为弱精症。伴随症状有情志抑郁，全身乏力，胸闷烦躁，腰酸腿软，舌红苔少，脉弦细。

【处方】柴胡9g，枳壳12g，白芍12g，炙黄芪15g，黄精15g，甘草3g，熟地黄12g，益智仁9g，枸杞子12g，菟丝子12g，蜈蚣2条，砂仁(后下)6g，制何首乌12g。

每日1剂，水煎服，分早、晚2次服。服上药1个月后，复查精液常规：精子活动率80%，2、3级精子总数已达到55%，精液已无异常。但考虑其妻尚未怀孕，上方稍做调整制成丸药服2个月后，其妻怀孕，并于次年夏季生一健康男婴。

◆ 解析

方以四逆散疏肝解郁。方中，何首乌、熟地黄滋养肝肾之阴；益智仁、枸杞子、菟丝子温补肝肾之阳；砂仁益气行气调中；蜈蚣活血通畅经络，用于肝郁肾虚不育，疗效较好。另外，方中加入黄芪、黄精，是陈老用于提高精子活动力的经验之一。

【引自】吴忠廉，等.不孕不育效验方.北京：人民军医出版社，2015.

◆ 读案心悟

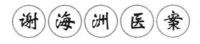

谢 海 洲 医 案

【辨证治则】证属肾阳衰微，阴精亏耗。所以采用温肾壮阳，益阴填精之法。

杨某，男，34岁。婚后10年无子。症见阳痿，早泄，腰酸疼痛，神疲乏力。舌质胖嫩而有齿印，脉虚无力，尺部尤甚。精液检查示精子成活率仅10%～20%。

【处方】紫狗肾1具，韭菜子15g，蛇床子10g，五味子10g，菟丝子30g，补骨脂12g，桑螵蛸30g，覆盆子15g，生山药15g，车前子9g，盐炒知母9g，盐炒黄檗9g，全当归12g。

每日1剂，水煎，分早、晚2次服用。以上方服用，并嘱慎起居，节房事。

上方服60剂后，阳痿、早泄已除，精神亦见好转，脉象渐趋有力，精子成活率增至70%。原方更加熟地黄、白芍药、山萸肉等，以宏养阴益精之力。继进30剂。后又去知母、黄檗，入羌活、益母草、牡丹皮、川芎更进20剂。

前后共进110剂，诸症悉除，精子成活率达80%～90%。次年其爱人得以怀孕，至期顺产一子。

◆解析

谢老认为不育之根虽在肾，但在治疗时尚需注意以下几点：①补肾为先虽属固然，但肾乃水火之脏，元阴元阳之所居处，既宜阴阳并补，更应善于水中补火，故遣方用药，于温肾壮阳之中重用养阴益精之品，唯求阳生阴长之意。②虚损之证，早宜培补，但尤易壅滞。因之，每少佐活血通络、辛香行滞之品，意在静中有动，阴中寓阳，使补而不滞，生化无端。诸品之中，偏爱羌活一味，是药辛香走窜，宜畅阳气，使于补阵之中，善散其壅，通行其滞，颇多建功。③不育患者虽然以精气虚衰居多，但下焦湿热，败精瘀阻之实证，或虚中夹实之证，亦间或有之。且虚有肾中阴阳之异，实有湿热败瘀之别；治则虚则补之易明，祛邪安正难成，况湿热败瘀不除，即培补有助纣为虐之祸。故临证之时均宜详审，不可造次。

【引自】吴忠廉，等.不孕不育效验方.北京：人民军医出版社，2015.

◆读案心悟

第四章 精子活动力下降

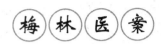

【辨证治则】中气不足，无以化血生精之证。治当补益中气、益肾增精。

王某，37岁。1997年7月4日初诊。患者结婚3年，夫妻同居，性生活质量欠佳，未做任何避孕措施，但妻一直未有身孕。因查女方无异常，建议男方检查。结果三次精液常规均示弱精症、精量偏少。体检：双侧睾丸12号大，偏软。因患者消瘦，常感体力不足，少气懒言，动则汗出，饭量也不好。再诊舌脉：舌淡苔薄白，脉沉细无力。并诉：少年时因家境不好，食常难以果腹，以致营养不良。后来家境好些又常常过量饮食，导致脾胃功能不佳。

【治法】补益中气，益肾增精。

【处方】益气强精汤：炙黄芪、淫羊藿各20g，人参(另煎兑服)5g，白术、陈皮各10g，升麻5g，柴胡、当归各10g，鹿角胶(烊化服)15g，怀山药、紫河车粉(分冲服)、黄精各15g，大枣20枚，炙甘草3g。

水煎服，每日1剂，分早、晚服。先服7剂，观察服药情况。

二诊：服上药后，患者感觉有明显效果，自觉症状大有减轻。于是守方再服1个月。

三诊：服完上药月余后，症状大有改善，甚为高兴。但对于服汤药有些厌烦，问是否可改丸剂。按要求将上方稍作调整，加工为2个月水丸，嘱其服用。再1个月后，来电告知，其妻已有身孕。

◆解析

现今因营养不良而致的弱精症应该很少见了，但临床调查结果却并非如此。原因既复杂也简单，主要是因为饮食无度所引起。具体而

◆读案心悟

言，就是暴饮暴食，毫无节制，从而使得体内营养失衡，最终导致"营养不良"。治疗时，不仅要巧用药物，而且还需要调整患者的饮食习惯，方为万全之策。

【引自】郭军，等.不孕不育良方验方.北京：化学工业出版社，2013.

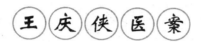

王庆侠医案

【辨证治则】证属肾阴阳两虚，治以燮理阴阳法。

岑某，男，28岁。2001年3月9日初诊。婚后夫妻同居已3年余，一直未育，女方检查生殖功能正常。自述性欲淡漠，早泄，自觉精液清冷。精液常规检查：精液量约3mL，灰白色，精子计数 20×10^9 /L，死精70%，活动精子30%。几年前曾在阴冷潮湿之地下室居住近4年之久，下半身发冷，两腿尤其两小腿冰冷疼痛至骨。诊其脉弦滑右尺无力，舌尖红苔薄黄，口唇鲜红如樱桃。

名医小传

王庆侠，女，吉林省榆树市人，中国民主建国会会员，毕业于北京中医学院（现北京中医药大学），现任北京中医药大学成人教育部教授、主任医师。主要社会兼职：中国中西医结合研究会会员、北京中医学会会员。在多年临床工作中，擅长用中医、中西医结合方法诊治内科、妇科疾病、男女不孕科疾病等。曾发表论文多篇。

【处方】生地黄20g，熟地黄20g，山茱萸10g，牡丹皮10g，炮附子10g，仙茅10g，淫羊藿10g，益智仁10g，五味子10g，山药15g，女贞子15g，墨旱莲15g，蛇床子15g，肉桂4g，茯苓20g，菟丝子20g，阿胶珠12g。

7剂，水煎服，每日1剂。另予外用方：生附子15g，桂枝15g，牛膝15g，威灵仙30g。2剂，煎汤泡脚，每晚泡40分钟，每剂药可连用3日。

3月17日二诊：自觉下半身发冷减轻。原方去山茱萸，加牛膝15g，鹿角霜20g，7剂。外用方2剂，仍每日泡脚。

3月23日三诊：下肢冷痛大减，性功能增强。3月17日方去鹿角霜，7剂。

外用方2剂，仍每日泡脚。

　　3月30日四诊：下肢冷痛基本消失，性生活良好。3月23日方加鹿角胶(烊化冲)10g，7剂。外用方2剂，仍每日泡脚。

　　4月7日五诊：性功能已完全正常。4月6日做精液常规检查：量约3mL，黏稠，灰白色，精子计数38×10⁹/L，活动力较好，活动率70%。疗效已大显，以3月30日方5剂，共研极细末，水泛为丸，如梧桐子大，每次10g，每日3次。5月18日来告，其妻已怀孕。

◆ 解析

◆ 读案心悟

　　据王老临床观察，男性不育者多呈肾虚表现。有偏于肾阴虚者，有偏于肾阳虚者，亦有阴阳两虚者。论其治疗，无论是偏于肾阴虚还是偏于肾阳虚，或阴阳两虚，均当以燮理阴阳为法。

　　方中生地黄、熟地黄、山茱萸、山药、牡丹皮、茯苓、肉桂、炮附子是金匮肾气丸加减，滋阴与助阳之药同用，使其肾中阴生阳长，则肾气自充。女贞子与墨旱莲合用名为二至丸，有滋阴益肾之功；仙茅与淫羊藿合用名为二仙汤，有补肾壮阳之效。二至丸与二仙汤并用，一以滋阴，一以壮阳，相辅相成，燮理阴阳。阿胶为血肉有情之品，滋阴补血以生其精；益智仁暖肾助阳以固其精；菟丝子、蛇床子、五味子合用名为三子丸，有温肾壮阳、兴奋性功能之功效。二诊去山茱萸，用牛膝代之以补肾，且取其行下肢而有通血脉利关节之长。加鹿角霜者，是取其益肾助阳之功。四诊用鹿角胶，是取其血肉有情之品以温肾益精。阿胶滋阴补血而鹿角胶温肾益精，二者共用，阴阳相济，填补生精之力尤强。据王老临床体会，补肾阴之药有生精以提高精子总数之作用，而补肾阳之药，则有增强精子活动力之功效。方中诸药配伍，补阴生精以温阳化气，补阳助火以化气育阴，使阴精生而阳气长，故服药1个月后性功能正常，精液常规检查基本正常。再以原方为丸剂长服，以巩固疗效。

【引自】王庆侠.燮理阴阳法治疗男性不育症.中医药学报，2002，30(5)：27－28.

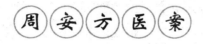

周 安 方 医 案

【辨证治则】辨证属肾精亏虚，肝脉瘀阻，为虚实夹杂之候。治当补肾泻肝。

何某，男，36岁。2006年5月20日就诊。婚后未行避孕，5年不育，无明显不适。体检：双侧睾丸各12mL，弹性可，双侧输精管略有结节。精液常规：精子计数18×10^6/mL，活动率50%，快速前向运动3%，慢速前向运动10%，非前向运动37%，不动50%，畸形精子35%，白细胞少许。舌红苔薄白，脉弦。其妻检查无异常。

【辨证】肾精亏虚，肝脉瘀阻。

【处方】补肾泻肝毓麟汤化裁：熟地黄15g，制何首乌20g，菟丝子20g，枸杞子20g，鹿角胶(烊)10g，丹参30g，王不留行15g，穿山甲10g，牛膝20g，连翘30g，败酱草30g，虎杖20g，甘草10g。

60剂，每日1剂，水煎服，每日3次。忌烟酒，注意休息。

7月25日二诊。精液常规：精子计数38×10^6/mL，活动率75%，快速前向运动10%，慢速前向运动35%，非前向运动30%，不动25%，畸形精子15%，白细胞消失。舌红苔薄白，脉弦。上方加巴戟天、淫羊藿各20g，90剂。

10月10日告知其妻怀孕。

◆ 解析　

　　周老认为男性不育原因众多，临床常呈虚实夹杂之候。其中有两个主要原因：一是肾虚导致的肾精不足；二是由肝实(湿热、痰浊、瘀血结聚肝经)造成的精道阻塞。肾藏精，主生殖，肾精是形成新生命的原始物质，肾精充盛，精子数量、密度均正常，则生殖功能旺盛；肾精不足，精子生成量少，则生殖功能衰退，严重者可导致不育。

　　方中以败酱草、丹参、穿山甲、连翘等清湿热、化痰瘀，以泻肝实、疏通精道，用制何首乌、熟地黄、枸杞子、淫羊藿等补肾益精，精血同补，则精子计数量充足，活动力强。以上病案说明，从微观对精液进行辨证施治，常获良效。

【引自】涂福松，等.男子不育症中医特色疗法.北京：人民军医出版社，2015.

第五章　畸形精子症

　　所谓畸形精子，就是发育不好的精子，精子的头、体、尾三部分中的一部分或两部分以上有形态变异的，称为畸形精子。畸形精子症是正常形态的精子少于50%，即精液中畸形精子超过50%。畸形精子过多症是指在生育年龄的男性畸形精子症是男性不育的常见原因之一。在临床上，畸形精子症往往和少精症和弱精症同时存在，三者同时存在称为少弱畸精子症。

　　如果男性的精子畸形率不是太高，在男性生育的正常范围之内，是不会影响生育的，但是如果男性的精子畸形率比较高，导致正常的精子比较少，就会影响生育。正常人的精液中也含有畸形的精子，但一般比例少于30%，如果畸形精子所占的百分比高于50%就成为高畸形率精子，就有可能影响男性的生育。

　　畸形精子症是导致男性不育的原因之一，患上此症的患者在临床上会出现倦怠乏力，纳食不香，腹胀闷，或腰膝酸软，伴有精索静脉曲张可有睾丸坠胀等表现。

　　中医学认为，畸形精子过多是以肾脏亏虚、湿盛血滞为主要病因病机的。房劳过度，久病，或在病愈，致肾阴或肾阳虚弱，精失所养而致精子畸形增多；或因饮食不节，湿热内生，或湿毒内袭，蕴结精室，出现畸形精子增多。此外，精神抑郁，气机不利，血滞精室也可导致本病。总之，畸形精子过多一症，病因病机其本在脾肾，而标在湿盛血滞也。

洪广槐医案

名医小传

洪广槐，江西婺源人，江西医学院副主任中医师、高级讲师。现任上饶地区中医男科医院院长，兼任华东地区男性病专业委员会委员。从事中医临床、教学、科研工作已30年，建立了江西省第一个中医男科医院，提出"男性不育不应一概从补论治"的观点，提高了男性不育的治疗水平。

【辨证治则】 症脉参酌乃属寒凝肝脉，痰瘀阻滞厥阴。治以温经散寒、化痰散瘀，自拟方通脉汤。

彭某，男，26岁。1990年4月7日初诊。诉结婚3年未育。女方妇科检查正常。外生殖器检查：左侧精索静脉曲张呈Ⅰ°，能扪及精索静脉似蚯蚓团状感觉，卧位消失，立位时见阴囊皮肤松弛，两侧睾丸高低不对称。因不愿手术而来我院求治。自感阴部坠胀，左侧睾丸隐痛，阴囊部发凉，小便清长，舌苔白滑，舌边有瘀斑，脉象弦细。

【处方】 肉桂(饭丸吞服)6g，小茴香9g，荔枝核10g，广橘核10g，柴胡9g，郁金8g，青皮10g，穿山甲10g，桃仁6g，红花6g，当归尾10g，赤芍6g，法半夏10g。

每日1剂，水煎服。上药服30剂，会阴及睾丸坠胀隐痛均已消失，精液常规复查正常，精子计数 $100 \times 10^9 / L$，活动率75%，活动力良好，左侧精索静脉曲张呈Ⅰ°，蚯蚓团状不显。其妻于1990年8月受孕，后分娩一男婴，身体健康。

◆ 解析

精索静脉曲张是指精索静脉团回流不畅，血流瘀积而造成的精索静脉伸延、迂曲、扩张。相当于中医所称的"筋疝"或"筋瘤"。

◆ 读案心悟

本病总由血瘀为患。《医林改错》曰："青筋暴露，非筋也，现于皮肤者血管也，血管青者，内有瘀血也。"或因肝肾不足，外感寒湿，气滞血瘀，筋脉失养，或因举重担物，长途跋涉，筋脉受伤，肝络瘀滞，或因湿热下注，络脉失和等，皆可形成本病，病后血行受阻，血不养睾，精液无所生而导致不育。本病虚实夹杂，此例则是肾虚夹瘀，寒滞厥阴，故用自拟通脉汤，起到瘀消筋散的作用。

【引自】洪广槐.男性不育症的辨证论治.江西中医药，1992，23(1)：13-14.

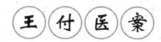

【辨证治则】患者系外伤所致瘀血阻于精室，致精虫不生，或生则不能成熟。以活血化瘀之法治之。

苗某，男，31岁。1995年2月8日初诊。结婚前因车祸致小腹部等处受伤，经住院治疗痊愈出院，但偶有小腹疼痛，常牵引会阴部，用手按压睾丸也有轻微疼痛。结婚5年未育，其妻妇科检查正常。患者曾服补肾类中药未见好转。精液检验：精子计数20×10^6/mL，精子活动率<10%，活动力<30%，精子向前运动<10%，畸形精子占35%。

【辨证】血瘀精室，气血失畅。

【治法】活血化瘀，兴阳通络。

【处方】桂枝茯苓丸加味：桂枝、牡丹皮、巴戟天各10g，茯苓、淫羊藿各15g，桃仁、白芍、仙茅、蛇床子各12g，菟丝子20g。

嘱其在服药期间节制房事，累计服药90余剂之后，做精液检查，各项指标均在正常范围。次年其妻顺产一男婴。

◆解析

本案为王付治疗畸形精子验案之一。王付，1958年出生，河南省济源市人，1989年研究生毕业于南京中医药大学，获硕士学位，现任河南中医学院教授、研究生导师。对高血压、冠心病、慢性肝炎、胃肠炎、慢性支气管炎、肺气肿、关节痛、男性病等疑难杂病有丰富的临床经验。

本案由外伤所致，用补肾养精方法治疗则瘀血不去，络脉难和，精虫得不到滋养，故治之无效。病根为瘀血，故用桂枝茯苓丸活血化瘀，加淫羊藿、仙茅以兴阳，菟丝子、蛇床子以生精，巴戟天温阳益精补肾。方中祛瘀与补阳并举，瘀去新生，故取得良好效果。

【引自】王付.桂枝茯苓丸加味治疗男科杂病.浙江中医杂志，1998（5）：225.

◆读案心悟

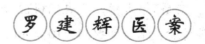

罗 建 辉 医 案

【辨证治则】湿热内蕴，热灼精道，精道受损，热毒内侵，客于营血，血瘀互结，扰于精巢。治宜清利下焦湿热，然后再拟活血祛瘀、清热解毒。

张某，男，32岁。1994年6月20日初诊。患者结婚8年，经多方求医未育，夫妇同居，性生活正常。精液常规：量3mL，色灰白，pH7.2，液化时间>1小时，活动率30%，活动力差（1～2级）。畸形率65%。精子计数186×10^9／L。前列腺常规：卵磷脂小体（＋＋），白细胞（＋＋＋），脓细胞（＋），血清AsAb（＋＋＋），精浆AsAb（＋＋）。配偶血清AsAb阴性，妇科各项均正常，月经周期规律，基础体温(BBT)呈现正常变相。患者自觉体素壮健，纳、眠均可，尿黄尿急，时余沥不尽，尿末带有黏液，大便时尿道口带有白色黏液。舌质稍红，舌苔厚腻，脉弦滑。

【处方】消炎方合草薢分清饮加减：生地黄、薏苡仁、滑石、败酱草各15g，赤芍、牡丹皮、丹参、车前子、蒲公英、王不留行各12g，蝉蜕、防风、草薢、黄檗、关木通各10g。

水煎服，每日1剂。经3个月治疗，患者精液常规复查：量3.5mL，色灰白，pH7.8，液化时间＜0.5小时，活动力良好，畸形40%，精子计数186×10^9／L。前列腺常规：卵磷脂小体（＋＋＋），白细胞（＋），血精AsAb阴性。患者服药后尿黄、尿急、余沥诸症皆愈，大、小便时未发现尿道口带有黏液。舌质淡红，苔白，脉滑。宗上方继治一个半月，其妻月经过期15天，查尿HCG阳性，后于1995年6月2日足月顺产一男婴。

◆ 解析

本案患者为下焦湿热侵袭，湿热内蕴，灼伤精道，精道受损，热毒内盛，客于营血，湿热与血瘀互结，扰乱精室，精巢受扰而为不育之症。病位首在肝肾，次在肺脾，病因之本为体虚，病因之标为损伤或感染。病机为正虚邪恋。因此治疗的关键在于控制炎症，清除下焦湿热。故罗老选用消炎方合草薢分清饮加减治疗，具有清热凉血、活血、疏风固表之功效，疗效显著。

◆ 读案心悟

【引自】黄展明.不孕不育症奇效良方.北京：人民军医出版社，2006.

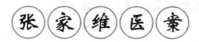

张家维医案

【辨证治则】该证因气郁化火，肝火亢盛，灼伤肾水，使肝木失养，加上外伤瘀血郁阻，故影响宗筋和精窍。故应施予疏肝理气、活血化瘀之法。

李某，男，32岁。1985年7月14日初诊。主诉：结婚同居未育已5年。病史：结婚后常因家庭不和而致精神抑郁，胸闷不舒，心烦易怒，两胁胀痛，不思饮食，性欲低下，阴茎常举而不坚。3年前小腹部有外伤史。曾多方求医，服中西药疗效不显，转来针灸科治疗。其爱人妇科检查均正常。检查：在中极与曲骨穴处有固定痛点，按之尤甚，舌质紫暗，舌边有瘀点，苔薄黄，脉弦细。精液检验：精子计数2×10^7/mL，活动率15%，精子畸形40%。诊断：男科不育症。

【辨证】气滞血瘀型。

【治法】疏肝行气，活血通络。

【处方】取穴：①组：中极、曲骨、阴廉、太冲。

②组：膈俞、次髎、大椎、命门。

操作：第1组每日针1次，10次为1个疗程，针用泻法。第2组隔3天挑刺1次，5次为1个疗程。

经针刺①组2个疗程，针挑②组1个疗程后，精子计数6×10^7/mL，活动率45%，精子畸形25%，其他症状均有所改善。在原方基础上以气海易中极、三阴交易太冲、腰阳关易命门、长强易膈俞，再针刺2个疗程，针挑1个疗程后，精子计数6.5×10^7/mL，活动率6%，精子畸形15%，其他症状无法消失。于1986年11月其妻顺产一女婴。

◆ 解析

该病例属气滞血瘀。肝主疏泄，由于肝气郁结，疏泄无权，故两胁胀痛，胸闷不舒。肝主筋，其经脉络阴器，故宗筋萎而举不坚。由于小腹部有外伤史，故小腹部痛有定处，舌质紫暗，舌边有瘀点，此为瘀血之征兆。选穴以太冲疏肝行气；气海、中极、曲骨、阴廉等穴一方面以近端取穴行下元之气，另一方面以治小腹之血瘀，共奏行气活血之功；三阴交为肝

◆ 读案心悟

肾三经交会穴，有滋养肝肾的作用。针挑血之会穴膈俞，生殖系统疾患的经验穴次髎、腰阳关、命门、长强，以及三阳督脉之会穴大椎，起到活血化瘀、通窍生精之功。不育症属实证患者，用针挑疗法配合之，确能起到增强疗效、缩短疗程的作用。

【引自】吴忠廉，等.不孕不育效验方.北京：人民军医出版社，2015.

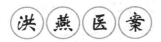

【辨证治则】手淫过繁，损伤肾阴，精虫失养；阴虚火旺，炼液成痰，痰瘀交阻，致精虫发育不全而畸形，治疗以滋阴降火、消痰化瘀。

曾某，男，26岁。1987年4月27日初诊。主诉：结婚3年未育，身体健壮，性欲亢盛，其妻检查无实质性病变，婚前有频繁手淫史。精液检验：量3mL，乳白色，质稠，精子计数0.56×10^{11}/L，活动率60%，活动力一般，畸形精子60%，曾找某医院中医，按滋补肾阳法治疗2个月余未效，而来我院治疗。症见头昏目眩，腰膝酸软，五心烦热，盗汗遗精，脉细而微数，舌红少津少苔。西医诊断为精子畸形。

名医小传

洪燕，女，医学博士，主任医师，上海医学会生殖医学分会委员，上海市中西医结合学会生殖医学专业委员会委员。2003年起从事不孕症诊治，擅长不孕不育的诊断、治疗和辅助生殖技术的实施，尤其是与生殖有关免疫问题的诊治。在国内外核心期刊发表相关学术论文40多篇，多篇获奖。

【处方】娇畸汤：生地黄15g，肥知母10g，川黄檗10g，山茱萸10g，牡丹皮8g，茯苓10g，泽泻9g，天竺黄10g，浙贝母10g，瓜蒌仁10g，桃仁6g，茜草10g。每日1剂，水煎服。

服药15剂，头晕目眩、五心烦热等症大减，舌质淡红，苔白薄有津，脉细缓，嘱续服15剂。于1987年6月30日复查精液常规，精子畸形为20%，精子计数2.9×10^{11}／L，活动率70%，活动力良好，3个月后，其妻受孕，于1988年10月分娩一男婴，身体健康。

◆ 解析

精子畸形是指异常形态的精子计数增多(>0.2)的一种病症，也是引起男性不育的主要病因之一。中医学认为，房劳过度、手淫频繁、肾精亏损、阴虚火旺而灼伤肾精，或素食辛辣、酒醴厚味、湿热内生而熏蒸精宫、肾精伤残，或精神抑郁、肝失疏泄、木郁化火而反侮肾水，或因损伤气滞血瘀而精室瘀阻等，均可导致精子畸形。本案自拟矫畸汤即是针对阴虚火旺、痰瘀交阻而设，方中知柏地黄汤滋阴降火；天竺黄、浙贝母、瓜蒌仁以清化热痰；桃仁、红花、茜草活血化瘀，故对精子畸形可起到矫正作用。

【引自】洪燕.男科治验举隅.江西中医药，1996(5)：18.

◆ 读案心悟

第六章　精子增多症

　　精子增多症是指精子计数超过正常最高值而致男性不育者，称为精子增多症。在严格禁欲规定时间内，连续3次精液检查，精子浓度超过250×10^6/mL者，可同时伴有活动力减弱、活动率下降，畸形精子增多等。多精子症多伴有精浆生化中某项指标的轻度改变，精子运动能力减弱，造成妊娠失败。发病率占不育症的1%～2%。其病因病机尚不很清楚，可能是精子数量过多，造成能量不足，影响精子活动力，因治疗方法与经验不足，故显颇为困难，值得引起男科学者的重视。

　　中医学认为肾阴亏虚，相火妄动，迫精外泄，是精子增多症的主要原因。临床表现为阳强易举，性欲旺盛，口干而苦，手足心热，小腹作胀，小便黄赤，大便秘结，四肢关节及小腿肚发凉发冰，舌红苔黄腻，脉细滑数等。治以清热滋阴、补肾固精、清降虚火。

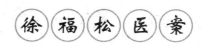

【辨证治则】证属肾精亏虚，湿浊内蕴。治以补肾填精、祛湿化浊。

张某，男，34岁。1994年8月5日初诊。婚后6年不育，夫妻同居，性生活正常，未行避孕，女方妇产检查正常。精液常规：量5mL，pH7.2，液化时间20分钟，精子活动力（＋＋），活动率80%，畸形率20%，计数30×10^9／L，顶体酶平均反映率80%，平均反应直径30μm，精子前后运动速度24μm／s，血清、血浆抗精子抗体均为阴性，诊断为精子过多症。患者自诉腰膝酸软，时有耳鸣，口中黏腻，肢倦嗜睡，舌淡苔薄白根腻，脉细弦。

【处方】何首乌15g，枸杞子、黄精、熟地黄各10g，紫河车粉(冲)5g，五味子6g，薏苡仁30g、茯苓、车前子(包)各15g，泽泻10g，益母草20g，半夏30g，粉草薢20g。

水煎服，每日1剂，原方加减稍事出入，服用80余剂。复查两次精液常规均正常。6个月后随访，其妻怀孕。

◆ 解析

精子增多症，又称精子密集症，也称精子过多症，是指精子计数超过正常最高值，甚则超过1～2倍，造成男性不育的病症。中医古籍文献中无此症记载，近代医学对比症研究也很少有人报道。据国外资料报道该症约占男性不育症的2%，并认为本症引起的男性不育，其主要原因是精子质量问题。从本案徐老在治疗张某之病所述中也可以看出，徐老运用的理法处方，其补益肾之阴精之法就支持这一论述，并认为湿浊之邪的内蕴也将是导致本症发生的不可忽视之因素。

◆ 读案心悟

【引自】王劲松.涂福松教授男科验案析义.辽宁医药杂志，1996(5)：207.

周贤道医案

【辨证治则】血瘀导致死精子过多，拟行气活血，益精生新为治。

王某，男，28岁。1990年6月15日初诊。婚后2年未得子嗣，性生活正常，未避孕，配偶妇科检查无异常发现。患者身体素健，少量饮酒，外生殖器检查发育良好。前列腺液常规检查正常。精液常规检验：乳白色，量2mL，黏稠度（＋），25分钟液化，pH7.4，精子活动率50%，计数高达$325×10^9$／L，正常精子85%，异常精子15%。1周后再检验，精子计数$320×10^9$／L。确诊为精子增多症。诊其舌质淡红，苔薄黄，脉稍弦。

【处方】血府逐瘀汤加味：柴胡、枳壳各9g，赤芍、当归、生地黄各12g，桃仁、红花、牛膝各10g，川芎、甘草各6g，桔梗4.5g，枸杞子、菟丝子各15g，黄芪20g。

每日1剂，水煎内服。并嘱节制房事，禁食辛辣刺激性食物。15剂后复查精液，精子计数为$216×10^9$／L，活动率65%。效不更方，再进15剂后查精液，精子计数$147×10^9$／L，活动率75%，正常精子90%，异常精子10%，已恢复正常。不久其妻受孕，翌年足月顺产一男婴。

◆ 解析

精子增多症，是由于单位体积内精子计数过高，势必"拥挤"，造成精子活动率低，活动力差，不能获得足够的能量进入卵子，而导致不育。目前其机制尚未阐明，根据中医学精血同源、互生互长的理论及"久病必有瘀""怪病必有瘀"的观点，故周老选用血府

◆ 读案心悟

逐瘀汤加味治疗以行气活血，益精生新。血府逐瘀汤为四逆散合桃红四物汤加桔梗、牛膝而成。四逆散疏肝行气，桃红四物汤活血化瘀，配以桔梗、牛膝提上利下，贯通血脉，再加黄芪补气，枸杞子、菟丝子益精，以扶助正气。因此，诸药合用，可达气血同调、祛瘀生新、源清流洁的目的。既药证合拍，又符合"坚者削之，结者散之"和"疏其气血，令其调达而致和平"之旨。所以用上方治疗，并随证适当加减，可获得降低精子计数，提高精子素质和增强其运动能力的疗效，使精归正常而恢复生育功能。诚如清代著名医家王清任所谓"气通血活，何患不除"。

【引自】周贤道.血府逐瘀汤加味治疗精子增多症.新中医，1994(6)：41.

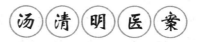

汤清明医案

【辨证治则】本案为肾阴不足，阴阳失衡。其治疗方法以健脾补肾、滋阴泻火为主。

江某，男，26岁。结婚2年余，夫妇同居，性生活正常，未育，于1989年3月24日就诊。经泌尿外科及B超检查示睾丸、前列腺、精索静脉均未发现异常，自觉无明显不适。精液常规检验：淡黄色，量约3.5mL，活动率55%，稠度一般，精子计数27.1×10^9/L，形态正常64%，异常36%。舌质红，苔薄黄，脉小弦。

【处方】六味地黄汤加味：淮山药15g，泽泻、枣皮各6g，茯苓15g，牡丹皮10g，熟地黄、黄芪、党参各15g，桂枝6g，淫羊藿15g。

7剂，水煎服，每日1剂。服后无不良反应，原方适当加减服28剂，5月18日复查精液常规：颜色乳白色，量3mL，精子计数7.2×10^9/L，形态正常率

65%，异常35%，后上方加减间断服用，同年10月，配偶受孕。

◆ 解析

　　本案患者江某临床所现无异常发现，仅以不育而通过精液常规检验发现精子异常密集，汤老仅以此据，再合参舌脉之象，即责之肾阴不足为证。遂投六味地黄汤加味治疗之则愈。究其因，六味地黄汤虽属平性滋养强壮剂，但方中熟地黄补肾、枣皮益肝，淮山药健脾，三补阴津则三脏自平；方中泽泻泻肾之浊，牡丹皮泻肝之火，茯苓利脾之湿，三补三泻，补中有泻，寓补于泻，使阴阳平衡，故治本症有效。

【引自】汤清明.六味地黄汤治疗精子计数过高不育症——附12例临床观察.辽宁中医杂志，1993，（02）：22-23.

◆ 读案心悟

第六章　精子增多症

第七章　精液不液化症

正常精液刚排出体外时为黏性液体，随即变成胶冻状，经5～10分钟后即开始液化，从而有利于精子的运动和受孕。若超过1小时仍不能液化者则称精液不液化。由于精液凝固不化，使精子发生凝集或制动，减缓或抑制了精子的正常运动，精子甚至因运动费力，消耗过多能量而死亡，使其不能通过宫颈与卵子结合而致不育。精液不液化是导致男性不育症的常见原因之一，因精液不液化而致不育者约占男性不育症的10%。

精液不液化症属中医学"精液稠厚""精瘀""淋浊""精寒""精热"等范畴。常见可分为阳虚火旺、肾阳不足、湿热内蕴、痰瘀阻滞。中医学认为，精液属阴津之类，为肾所属，与肾的气化功能有直接的关系。《素问·阴阳应象大论》指出："阳化气，阴成形。"精液的正常液化，有赖于阳气的气化，而气化又依赖于阴阳的协调。因此，一切可以引起机体阴阳平衡失调的原因或疾病因素均可导致精液不液化。

湿邪是导致精液不液化的重要病理因素之一，湿为阴邪，其性重浊，黏滞难化；热为阳邪，易伤阴液，精液熏灼，湿热下注，经络阻滞，致精液黏稠难化。

刘增柱医案

【辨证治则】平素腰酸无力、头昏、手足心热、舌质红、苔薄、脉细数，证属阴虚火旺。所以采用滋阴降火、益气填精之法。

李某，男，29岁。2003年9月12日就诊。主诉：婚后5年未育，性生活正常。同年9月曾两次进行精液常规检验，均为室温60分钟内不液化。

【处方】液化汤：熟地黄20g，山药15g，山茱萸15g，茯苓12g，泽泻12g，牡丹皮12g，枸杞子15g，玄参15g，陈皮12g，菟丝子12g，麦冬15g。

每日1剂，分2次早、晚空腹服用，每20日为1个疗程，共治疗3个疗程。服药39剂，精液常规检验：室温20分钟内液化完全，精子计数$110 \times 10^9 / L$，活动率75%，活动力3级，其妻1年后生下一男婴。

◆解析

精液的正常液化有赖于阳气的气化作用，而阳气的气化又必须依赖阴气的协调，精液为肾所属，故精液的液化与肾的气化有关。因此，凡肾气不足、阴虚火旺、湿热郁滞均可引起气化失常，从而导致精液液化异常。液化汤中，以熟地黄滋肾填精为主，辅以山茱萸养肝益肾、固涩精气，山药益气健脾、助运填精，三药合用，可补肾肝脾之阴精；茯苓淡渗脾湿，可制山药补脾之壅，泽泻泻肾火而利水，可制熟地黄之滋腻，牡丹皮清泄肝火，又制山茱萸之温，三者共为佐药，制三补之偏；玄参、麦冬益阴而壮肾水，枸杞子滋肾补肝，

◆读案心悟

"补益精气，强盛阴道"，菟丝子益三阴而强卫气，陈皮理气调中，燥湿化痰。诸药合用，具有滋肾水而降虚火、益气填精之功。

【引自】刘增柱，等.液化汤治疗精液不液化46例.中国医药导报，2007，4(26)：82.

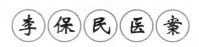

李保民医案

【辨证治则】证属痰热困扰，黏稠不化。其治疗方法以清热化痰、利湿泻火为主。

李某，男，29岁。婚后4年未育，爱人妇科检查正常。于1979年3月28日初诊。刻诊：头昏，口苦，腰膝酸软，小便黄热，尿道痒痛，房事后辄感腰痛。外阴发育正常，阴囊潮湿秽浊，精索粗大。舌暗红，苔黄腻，脉滑数。精液常规检验：量3.5mL，色淡黄，黏稠度大，4小时未全液化，精子计数$130 \times 10^9 / L$，活动率25%。

【处方】液化丸：生地黄15g，黄檗12g，萆薢20g，泽泻12g，车前子20g，菟丝子20g，石菖蒲12g。研末蜜制为丸。

经服液化丸1个月后复查，30分钟即行液化。为巩固疗效，继服1个月。2个月后其妻受孕。

◆解析

精子精液病，属中医学的"精少""精厚""精热""精薄"及"精气清冷"范畴，是导致男性不育的主要原因，为目前男性科临床所常见。李老对男性不育症在辨证施治的基础上配以清热化痰法，取得了较好的疗效。

◆读案心悟

男性不育症 名医验案解析

清热化痰法适用于精液不液化症。症见头昏、目热、口干而苦、腰膝酸软、外阴湿秽、阳事易举、茎中时感痒痛、小便气躁而热、精热而厚、黏稠如痰、舌暗红、苔腻微黄、脉滑数等痰热之象。治当清热泻火、利湿化痰。诸药配伍，可使邪火清，气机畅，痰浊化，肾精充，久服而不伤正。

　　【引自】李保民.精子精液异常症的化痰法治疗.上海中医杂志，1990（12）：28-29.

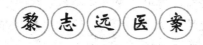

黎志远医案

　　【辨证治则】肝胆湿热循经下注，熏灼津液致精液不液化而不育。故其治疗以清肝利胆、化湿泻火为主。

　　孙某，男，32岁。1989年4月10日初诊。结婚8年未育，性交前阴茎举而坚，进入阴道后即刻萎缩，但退出须臾之后又可出现性欲冲动，以致性生活不能完成。但逢疲劳时反而出现遗精，其精液较稠，2小时后液化。精液检验：量1.5mL，灰白色，精子计数4.5×10^9/L，活动率10%，活动力一般。曾多法治疗，其效不显，性情烦躁，小便黄，时有灼热，偶有尿后余沥涩痛，口苦而腻，舌边红，苔黄而腻，脉弦滑有力。

　　【辨证】肝胆湿热下注。

　　【治法】清利肝胆湿热。

　　【处方】龙胆草18g，栀子15g，丹参15g，川楝子15g，萆薢15g，土茯苓15g，生地黄12g，泽泻12g，车前子12g，木通9g，当归9g，黄檗9g。

　　每日1剂，水煎分3次口服，并嘱其性交前用热水坐浴10～20分钟。服药25剂后，性生活正常，但精液检查其指标未达到正常范围，故取前方之意，酌减龙胆草、栀子等苦寒伤阴之品，间以鳖甲、龟甲、知柏地黄丸交替服用，用药3个月后精液检查，20分钟后开始液化，活动率80%，精子计数上升为9.8×10^9/L，活动力良好。1年后其妻生下一男婴。

◆ 解析　✧　✦✦✦✦✦

◆ 读案心悟

　　肝主筋，足厥阴之脉循阴股过阴器，至少腹络胆，若嗜酒贪杯，恣食厚味致肝经蕴热，失疏泄之职，湿热之邪循经下注，壅滞精道，久而失调，相火益旺，以致精液不能液化而成此证。临床上多见阳事勃起坚硬，性交时间较长(一般在30分钟以上)，无性高潮，且阴茎不痿软，常有梦中遗精，有时房事后入睡1～2小时遗精，有部分患者性交前阴茎易举而坚，进入阴道后即刻萎缩，但退出须臾之后又可出现性欲冲动，以致性生活不能完成。还有的患者兼见睾丸或少腹胀痛不适、口苦咽干、心烦易怒，或目赤耳鸣，或溲黄，溲后有白浊，便秘，舌红，苔黄，脉弦数有力。治宜清肝泻火，淡渗利泣，方选龙胆泻肝汤或萆薢分清饮加减。本案清肝胆湿热，从肝论治不育，获效。

　　【引自】黎志远.从肝论治男性不育症.江西中医药，2000，31（2）：15.

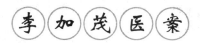

李 加 茂 医 案

　　【辨证治则】痰瘀精窍型不育症，从化痰祛瘀论治精液不液化症。
　　陈某，男，28岁。1996年12月26日初诊。结婚3年，其妻未孕，性生活正常，女方妇科检查无异常，患者多次检验精液均不液化。曾用抗菌消炎药治疗1年余，疗效不佳。现患者身倦嗜睡，溲热刺痛，舌质暗红，苔黄腻，脉濡数，精液常规示精液呈灰白色，精液量3mL，60分钟不液化(无法计数)。
　　【辨证】湿热下注，痰瘀精窍。

【治法】清热利湿，化痰祛瘀。

【处方】丹参30g，赤芍10g，法半夏10g，陈皮10g，茯苓10g，龙胆草6g，黄芩10g，泽泻10g，车前子15g，生地黄10g，当归15g，淫羊藿15g，生甘草6g。

服药1个疗程后，精液常规示精液呈灰白色，精液量3mL，pH7.2，液化时间30分钟，精子活动率65%，计数75×10^9/L，活动力良好。2个月后其妻怀孕。

◆ 解析

李老临床常规分肾阴亏损、肾阳不足、湿热下注三型论治精液不液化症，尤其重视化痰祛瘀法的运用。精液不液化属于中医学"精稠"范畴，一般病程较长，缠绵难愈。"百病多由痰作祟""久病则瘀"，基本均有痰、瘀病理产物。肾藏精，主生殖，为先天之本；脾胃为后天之资，气血生化之源；肝藏血，为血脏，主润宗筋；脾失健运，水湿停聚为痰，肝郁气滞血液运行不畅。痰浊不化瘀血内生，痰瘀互结，留滞精道，日久生热，精液稠而不化。痰瘀不仅是肾阴亏损，肾阳不足，湿热下注，寒湿郁滞的病理产物，在一定条件下也可成为精液不液化症的致病因素。人体脏腑经络，上下内外，无一处没有津血，也无一处不能生痰瘀。凡肺、脾、肾、三焦等诸脏腑功能失调均能导致津液不输布，聚湿成痰，进而呈痰瘀互结，影响精液的液化。治以化痰祛瘀，达到"澄其源而流自清"的目的，使精液液化，病告痊愈。

【引自】李加茂，张学香.从痰瘀论治精液不化38例.河南中医，2003，

23(7)：49.

◆ 读案心悟

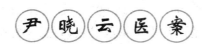

【辨证治则】证属脾肾亏虚，胎元不健。故其治疗以滋肾、生精、助孕为主。

孙某，男，29岁。结婚4年，其妻曾怀孕2次，但均于孕50天左右无明显诱因自然流产，女方做妇科检查无明显异常(月经期、经量基本正常，基础体温呈双相，输卵管造影检查通畅，也无其他全身性疾病)。动员男方检查精液常规：精液量2.5mL，精子计数1000万／mL，精子活动率30%，畸形精子40%，液化时间6小时。患者经常上夜班自觉除轻微腰酸困，大便秘溏外无其他不适。诊见面体稍胖，舌质淡，苔薄白，六脉沉细两尺尤弱。证属脾肾两虚、肾精不健，所以总能得孕，但胎元不健而致2次流产。治疗当予滋肾益精、补气健脾为主。

【处方】益肾生精汤：熟地黄、菟丝子、淫羊藿、枸杞子、山茱萸肉、仙茅、巴戟天、鹿角胶、当归、党参、黄芪、山药、陈皮各20g，甘草6g。

每日1剂，水煎，早、晚分服，30天为1个疗程。服药期间节房事，但可安排在女方排卵期同房。治疗过程中每月检查1次精液常规，如各项指标转正常则改上方为丸剂连服2个月以巩固疗效。

【处方】熟地黄、菟丝子、淫羊藿各15g，续断、枸杞子、鹿角胶、山茱萸、山药、党参、白术各10g，黄檗、土茯苓各15g，甘草6g。

服药15天后觉腰困消失，大便稍成形，继续服药30天后复查精液常规各项指标均有好转，上方随症加减继服3个月复查精液各项指标基本正常。上方改制丸剂服用巩固疗效，次月其妻再次怀孕精心调护9个月后足月顺产一男婴，母子健康。

◆ 解析

◆ 读案心悟

不育症肾精亏虚为主要原因。中医学认为精是生命的原始物质，具有生长发育、繁殖

后代等作用。肾藏精，脾为精微化生源，肾精
亏则至不育，因此，治疗不育应以滋肾益精补
气健脾为原则。本方选熟地黄、鹿角胶等厚味
之品，滋肾益精以充实肾精，用淫羊藿、菟丝
子、仙茅温补肾阳、寓阳中求阴之意，使阴得
阳助生化无穷；党参、山药补气健脾使水谷之
精不断滋生，以补肾精化生之源；当归活血、
改善生殖系统血流循环，有利于精子的生成；
陈皮化痰和胃又可矫正补肾药之腻。诸药合
用，其奏滋肾生精助孕之功。

【引自】尹晓云，等.益肾生精汤治疗不育症的体会.内蒙古中医药，
2000(4)：13.

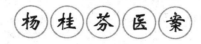

【辨证治则】精气不足，精弱不育。故先拟益肾填精，理气止痛，佐以
清利之法。

刘某，男，34岁。婚后12年同居未孕，经多方治疗效果不佳，女方妇科
检查无异常发现。现症：性欲减退，腰酸乏力，时有头昏耳鸣，夜寐多梦，
记忆力减退、睾丸湿冷，时有坠痛。舌质淡红，苔薄白，脉弦细尺弱。外科
检查：睾丸、附睾、精索均无异常。精液检验：量6mL，灰白色，精子计数
3×10^7/mL，活动力1级，成活率35%，液化8小时，白细胞10～12个/HP。

【治法】肾填精，温肝散寒，温补命门。

【处方】五味子12g，覆盆子12g，枸杞子12g，菟丝子12g，车前子15g，
乌药3g，小茴香3g，知母10g，黄檗10g，野菊花20g，玄参15g，路路通10g。

每日1剂，水煎2次，煎至250～300mL，分2次早、晚温服，1个月为1个
疗程。治疗过程每月检查1次精液。服上方加减治疗6个疗程，诸症消失，
化验精液量4mL，灰白色，精子计数1.01×10^8/mL，活动力良好，成活率
60%。液化时间30分钟，其妻子于1999年1月正常分娩一男婴。

◆ 解析

育嗣汤是在古方五子衍宗丸基础上衍化而来的。方中菟丝子补肝肾，益精髓，覆盆子温阳补肾，甘温补肝，酸温固摄精液，五味子补肾水，益肾气固摄真元。枸杞子滋肝益肾，填精益髓，助阳补虚劳，于阴中求阳则阴得阳助而生化无穷；车前子清利止痛，通肾气，为肝、肾、膀胱治疗之要药。在此方基础上加入肉苁蓉、淫羊藿、小茴香温肾壮阳，大补命门，促进精液分泌，精子生长，辅生地黄、熟地黄、何首乌、黄精养血益阴，补肾填精；乌药理气止痛。综观全方，益肾填精，温肝散寒，温补命门，佐以养血益阴，故对不育症有较好的治疗效果。

【引自】 杨桂芬.育嗣汤治疗精液异常不育症临床总结.北京中医，2001(4)：13－14.

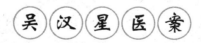

吴汉星医案

【辨证治则】 感染湿热邪毒所致，在治疗上采用清热利湿，活血化瘀，疏肝行气为主。

周某，男，29岁。婚后3年未育，女方经妇科检查未发现异常。患者平素小便短赤、尿频尿急，会阴部时有酸胀感，口苦咽干，舌质红，苔薄黄而腻，脉小滑数。精液常规检验：液化时间2h，精子计数3200万／mL，活动率40％，直线活动力15％。前列腺液检查：白细胞大于10，磷脂酰胆碱小体。触诊前列腺两侧后叶肿大，轻度压痛。

【处方】 清热化瘀汤加味：虎杖、草薢、生地黄、丹参、白花蛇舌草各

15g，赤芍、炮穿山甲(代)、车前子各10g，薏苡仁15g，柴胡6g，生甘草5g，桂枝3g。

每日1剂，水煎服2次，30天为1个疗程。每个疗程后进行精液复查，并观察体征和临床症状。如未愈，继续进行第2个疗程治疗。服用本药期间停用其他药物及忌食辛辣、酒酪和膏粱厚味、煎炸之品。经用3个疗程，精液仍不液化者，则为无效，应改用其他方法治疗。如精液已液化而女方尚未怀孕，可继续服用以巩固疗效。

患者连续服用上方2个月后，精液常规检查：液化时间在30分钟以内，精子计数6200万／mL，成活率和直线活动力均达60%以上。嘱继续服药1个月以巩固疗效。翌年其妻已怀孕，顺产1男婴。

◆解析

精液不液化一症，可因命门火衰、脾肾虚损、气化无权所致，也可因寒凝经脉、气滞血阻而成。然而，笔者经多年的临床体会认为本病之病因更多是感染湿热邪毒，循经下注肝肾，蕴结精室精道，久而灼伤阴液，导致精血瘀滞，以致于精液不液化。清热化瘀汤主要功效为活血化瘀，清热利湿。方中虎杖、萆薢、白花蛇舌草、薏苡仁、车前子清热利湿，丹参、赤芍、生地黄凉血散瘀，穿山甲(代)通经活络，柴胡疏理肝之经络，更用少量桂枝之辛，下达膀胱而促气化。全方共奏清热利湿、活血化瘀、疏肝行气、液化精液之功。湿热得清，瘀血得散，气化有权，精液复常，故能有子。

【引自】吴汉星.清热化瘀汤治疗精液不液化不育症62例.四川中医，2000，18(9)：27.

◆读案心悟

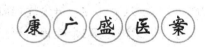

【辨证治则】 湿热瘀结导致精液不液化案。故其治疗以清热利湿，活血化瘀为主。

刘某某，男，28岁。2006年2月13日初诊。结婚3年，女方一直未孕，夫妻同居，性生活正常，女方妇科检查无异常。实验室检查显示：精液颜色灰白，量2.5mL，60分钟不液化，黏稠度高，活动力弱。平素喜爱饮酒，小便频繁、有烧灼感、伴刺痛，时有浑浊黏液排出，腰痛，视力差，舌质红，脉沉细数。西医诊断为精液不液化。

【辨证】 肾阴不足、湿热瘀结。

【治法】 滋阴清热、利湿化瘀。

【处方】 知母15g，黄檗15g，生地黄30g，山药15g，牡丹皮15g，泽泻10g，龟甲15g，红花15g，桃仁15g，丹参15g，淫羊藿15g，赤芍、白芍各15g。7剂，水煎服，每日1剂。

2月19日二诊：诉小便次数减少，疼痛感减轻，腰痛未见好转。调方：在原方基础上去龟甲，加杜仲20g，续断20g，茯苓15g。14剂，水煎服，每日1剂。由于患者出差，未赶上出诊时间，故按原方又服药14剂。

3月17日三诊：诉上述诸症均好转，精液常规检查示：精液40分钟液化，活动率80%，黏稠度正常。又坚持服药30剂，延用上方。约半年后，其妻妊娠告喜。

◆ **解析**

精液不液化是指精液排出体外，精液黏稠度高，使精子发生凝集，束缚了精子的活动力，减慢或抑制精子正常通过宫颈而致不孕，是男性不育的原因之一。本例病案见于肾阴亏

◆ **读案心悟**

损，阴虚则导致火旺，煎灼津液，精液凝滞或湿热下注，阻滞精道，精浊混淆，精稠难化。治当滋阴降火，清热除湿。康老在六味地黄汤的基础上加味成方，滋补肾阴的同时注重祛湿除瘀。方中用知母、黄檗清热解毒，滋阴润燥；生地黄、牡丹皮清热滋阴凉血，以降肾中伏火；山药、白芍养阴益精；龟甲、淫羊藿养阴填精，益肾健骨；更佐以茯苓、泽泻化湿祛浊，桃仁、红花、丹参、赤芍活血祛瘀，以养肾中阴精。统观全方，养阴清热并举，化湿祛瘀共利，标本同治精液不液化之不育，疗效显著。

【引自】 涂福松，等.男子不育症中医特色疗法.北京：人民军医出版社，2015.

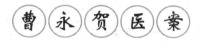

【辨证治则】 肾阳虚导致的精液不液化，故采用温肾壮阳治疗。

李某，男，28岁。2004年3月初诊。自诉结婚3年有余，前2年避孕，近1年多来欲生育孩子，未避孕，而其妻不能怀孕。经妇科检查，其妻未见明显异常。做3次精液常规分析均示精液60分钟不液化，其余各项均在正常范围。患者从事脑力劳动，平素房事较多，无烟酒嗜好，经常自感身倦乏力，怕冷，舌质淡红，体胖大、边有齿痕，苔薄白，双脉沉迟无力，尺部尤甚。诊断：精液不液化症。

【辨证】 脾肾阳虚。

【治法】 健脾利湿，温肾壮阳。

【处方】 温化汤：制附子6g，淫羊藿15g，巴戟天12g，生龙牡各30g，桂枝12g，小茴香6g，生山楂15g，车前子12g，怀山药21g，炒白术15g，茯苓15g，枸杞子15g，水蛭2g。

每日1剂，水煎分2次温服，其中水蛭必须研末，分2次冲服；生龙骨、生牡蛎必须先煎30分钟，然后放入其他药物再煎20分钟即可。每日1剂，分2次温服，治疗2个疗程后化验精液常规示：精液30分钟完全液化。嘱其隔日1剂，再服1个疗程，2个月后，其妻怀孕。

◆ 解析

中医学称精液不液化症，为精滞。本病的病机有寒热之别，临床表现以肾阴虚或肾阳虚为主。

自拟温化汤中制附子补肾壮阳散寒；淫羊藿、巴戟天补肾壮阳，现代药理研究，淫羊藿有雄性激素样作用，能促进性腺功能，增加精液的分泌；生龙骨、生牡蛎化痰利湿、软坚散结；桂枝、小茴香温通下焦之气，助气化；怀山药、炒白术、茯苓、车前子补肾健脾，利湿浊，祛肾浊；枸杞子滋补肾阴而助肾阳；生山楂活血消积导滞；水蛭活血化瘀，通经络。诸药合用，共奏温肾壮阳、健脾利湿、理气化瘀通络之功，以促进精液的液化。经临床观察，运用该处方治疗肾阳虚型精液不液化症，疗效可靠，无不良反应。

◆ 读案心悟

【引自】涂福松，等.男子不育症中医特色疗法.北京：人民军医出版社，2015.

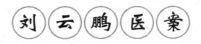

刘云鹏医案

【辨证治则】此乃湿热蕴结下焦，阻滞气机，气滞血瘀，湿热与瘀相合阻滞精道，损伤精室所致。宜清热利湿化瘀法。

吕某，男，25岁。1991年5月6日初诊。婚后3年未育，有时腰痛，小便略坠痛，有早泄病史，余无不适。近期查精液常规：液化时间约1小时30分，精子活动力可，成活率72%，脓细胞（＋），计数63×10^9／L。舌暗红，苔黄，脉弦软(脉搏78次/分)。小便短黄，阴囊下坠，有黄色分泌物流出，双下肢软，周身困倦，胸闷，纳差，口干，欲饮，有梦遗，寐差等症，嗜好烟酒、辛辣之味，舌暗红，苔灰黄，脉沉软。精液检查见精液色黄，有脓细胞，或白细胞（＋～＋＋＋），或液化时间长，活动力偏低，数目偏少。诊断：①前列腺炎；②精液液化不良；③原发不育症。

【治法】清热利湿，活血化瘀通脉。

【处方】前列腺炎方：蒲公英30g，枸杞子12g，炮甲9g，赤芍15g，石韦15g，败酱草30g，泽兰叶9g，红花9g，桃仁9g，丹参15g，没药20g，王不留行24g，白茅根15g，黄芪18g。

16剂，浓煎服。

此后精液复查，脓细胞消失，液化时间正常，不久其爱人怀孕。

◆解析

此乃湿热下注，瘀血阻络所致，湿热阻于腰府经脉而腰痛，湿热侵犯肾府，阻碍肾气之通利，久积成瘀，湿热瘀互结为患，肾之开阖失常则早泄，湿热侵入则精液异常，小腹坠痛系湿热下注使然，用前列腺炎方(验方)以清

◆读案心悟

热利湿，活血化瘀通脉，加用茅根、黄芪，以清热利尿，益气以助药力，湿热得化，热毒得清，精室得畅，而其妻得孕。

若小便短黄欠畅者加白茅根30g，鱼腥草30g以清热利尿；精虫数目少加菟丝子30g；气虚者加党参15g，黄芪18g益气以助药力。

【引自】高新彦，等.古今名医男科医案赏析.北京：人民军医出版社，2008.

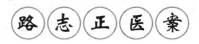

路志正医案

【辨证治则】精辨证为命门火衰，精液不化。治以补其命门，助其肾气。

杨某，男，31岁。5年前与一健康女子结婚。婚后经常早泄，又屡梦遗滑精，但无阳痿，性生活正常。自觉畏寒腰酸，易疲劳，睡眠差。曾赴某医院检查：精子活动迟缓，不能液化，畸形率2%～3%，死精子率20%，精子计数64×10^9／L。

【辨证】寒不育型。

【处方】盐茴香9g，补骨脂10g，菟丝子12g，山药122g，炙狗脊9g，黑料豆18g，巴戟天9g，肉苁蓉15g，枸杞子10g，黄檗6g，紫河车10g。

连服10剂。后又以上方加何首乌30g，香附6g，再服7剂。1个月后其妻怀孕，病告痊愈。

◆解析

路老中医临床之大家，精于辨治，其治男性不育，也详察病情，细审虚实寒热气血，临床常分型辨治。

◆读案心悟

方中盐茴香入肾温化寒精，配狗脊壮肾温精，佐以紫河车气血有情之品，补气益精生血，用黑料豆、巴戟天、枸杞子、肉苁蓉、菟丝子、补骨脂助阳填髓，配山药补脾肾，黄檗泄相火。处方精当，丝丝入扣，故疗效显著。

【引自】黄展明.不孕不育症奇效良方.北京：人民军医出版社，2006.

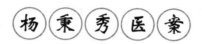

【辨证治则】此型主症见会阴部或小腹胀痛，口干口苦，尿黄，舌质红、苔黄腻，脉弦滑。故其治疗以清热解毒、利湿化浊为主。

熊某，男，28岁。1987年8月15日初诊。自诉婚后2年不育，头昏疲乏，口渴喜饮，不耐劳累，时有其阴部胀痛，牵引小腹，时感左侧睾丸胀痛，常有梦遗，夜尿多，小便频数。前列腺液检查：卵磷脂小体（＋～＋＋＋），红细胞0～4个／HP，白细胞（＋～＋＋），上皮细胞0～5个／HP或成堆，死精子2～6个／HP，精液量3mL，精子计数30×10^9／L，活动率30%，畸形率20%；精液液化欠佳。舌质红，苔黄腻，脉弦滑。

【辨证】下焦湿热型。

【治法】清热解毒，利湿化浊。

【处方】湿热型基本方：生地黄25g，瞿麦12g，萆薢10g，虎杖15g，滑石30g，金银花15g，黄檗10g，木通10g，生甘草5g，车前子12g，合欢皮10g，白茅根8g，小蓟6g，生黄芪10g，益母草12g，蒲公英15g。

服上方，每日1剂，水煎2次，分2次服，先后服药112剂而愈，其爱人于1988年12月顺产一男婴，母子健康。

◆解析

湿热型多为感受湿热之邪，或湿热蕴结下焦，膀胱气化失司所致。故治宜清热解毒、利

◆读案心悟

湿化浊。虚、实两型虽然病机、治则有别，但因肾与膀胱相表里，虚与实可互相转化，故临床应随症加减变通。例如前列腺炎者，虽属实证，但久治之后，若出现肾虚症状者，则宜佐以扶正，加补肾填精、益气培元之品；若肾虚证，久用扶正补肾温阳之品而呈现伤阴化热之候，宜加清热滋阴凉血之品。因此，杨老所述两型不可截然分开，不仅有时可相互转化，同时可有虚中夹实，或实中有虚，故治疗有时以补虚为主，佐以祛邪，有时以祛邪为主，佐以扶正补虚，或以攻补兼施。

【引自】杨秉秀.辨证治疗男性不育78例小结.湖南中医杂志，1992(1)：15.

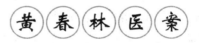

【辨证治则】此例辨证属湿热内蕴，湿重于热证，故重在祛湿，佐以清热。

某某，男，31岁。婚后3年未育，女方检查正常。患者常感阴囊潮湿，尿道灼热，小便色黄，尿后余沥，时有乳白色分泌物溢于尿道口，伴口干黏腻纳少，头昏沉重，性欲低下。舌质淡红，苔微黄腻，脉濡稍数。查精液常规：24小时不液化。前列腺液常规：卵磷脂小体少许，白细胞（＋＋＋），衣原体抗原（＋）。

【辨证】湿热内蕴、湿重于热证。

【治法】治以利湿祛浊，佐以化痰清热法。

【处方】萆薢分清饮（《丹溪心法》）合五苓散化裁：萆薢15g，乌药15g，浙贝母15g，白芷15g，地肤子15g，石菖蒲10g，厚朴10g，车前子10g，泽泻10g，猪苓10g，地龙10g，鸡内金10g，茯苓18g，枸杞子18g，甘草梢6g。

每日1剂，水煎服。连续服药1个月后，阴囊潮湿、头昏重等症已除，尿道口分泌物减少，性欲较前增强。复查精液常规：精液45分钟内液化。前列腺液常规检查：卵磷脂小体满视野，白细胞（＋），衣原体抗原（－）。

上方继服3个月，精液20分钟液化。为巩固疗效，嘱每月服上方10剂，连服5个月。至第5个月，其妻怀孕。

◆ 解析

有鉴于湿热是形成精液不液化从而导致不育的直接原因之一，黄老认为针对湿热而采用清利湿热之法进行治疗尤为重要。然而湿热一证，在临床中有湿重于热、热重于湿及湿热并重之不同，当须详细辨之，根据湿热偏重之不同，黄老常选择不同的处方分别进行治疗，或重清热，或重利湿，或湿热并重，总以清利湿热为主导，并注重结合辨病用药。

辨证细微，宏观与微观辨证结合，辨病与辨证相结合，显示黄老作为一代名中医的深厚中医功底。

【引自】尹国良，刘旭生，李先群.黄春林教授治疗精液不液化经验.广西中医药，1999，22(4)：28－29.

◆ 读案心悟

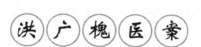

洪广槐医案

【辨证治则】症脉参酌乃属阳气虚弱，无力温煦精血，日久痰湿夹瘀，互阻精室而成精液黏稠不化。治以益气温阳、化痰祛瘀。

徐某，男，34岁。1988年4月2日初诊。诉结婚7年未育，夫妻性生活正常，女方妇科检查亦正常。多次精液常规检查，精液24小时内不液化，曾在湖南某医院服中药治疗年余，未见效果，而来我院求诊。患者形体肥胖，头昏重，肢体困倦，气短心悸，射精不畅，舌质淡嫩，边有齿痕，有瘀点，苔白腻，脉细而微滑。

【处方】液化汤。党参15g，白术10g，桂枝8g，鹿角霜12g，菟丝子10g，苍术10g，茯苓10g，石菖蒲9g，广橘红10g，法半夏8g，枳实6g，路路通10g，丹参10g。

每日1剂，水煎服。服药2个月，诸症明显改善，射精通畅，舌质瘀点、白腻苔已退，脉细缓。

1988年6月10日复查精液常规：15分钟内液化，精子计数$110 \times 10^9 / L$，活动率80%。其妻于1989年5月分娩1女婴。

◆ 解析

精液属于阴津之类，精液正常的液化有赖于阳气的气化，而阳气的气化，又依赖于阴阳的协调，正如《内经》云："阳化气，阴成形"，所以精液的不液化，大都是由于阳气不足，气化失常，或脾失健运，湿浊不化，气机失调而成；若加上痰瘀阻窍，气滞血瘀，则射精不畅，精液更为黏稠不化。中医虽无精液不液化病名，但从临床症状上，大抵属于"淋浊"的范畴，如《景岳全书·淋浊篇》云："淋如白浊者，此为中气下陷及命门不固之证也。"因此本症治法，应以益气温阳为主，化痰散瘀为辅，自拟液化汤的处方组成则是此意。

◆ 读案心悟

【引自】何清湖.男科病·名家医案·妙方解析.北京：人民军医出版社，2007.

艾家才医案

【辨证治则】病例为肝郁肾虚案。故其治疗以生精补髓、养肝补肾为主。

袁某，男，30岁。1993年9月14日诊，结婚3年不育，夫妻经几家医院检查，性功能无障碍，妻妇科检查无器质生病变，子宫发育良好。袁某诊前屡进补肾壮阳之品无效。复查：抗精子抗体阳性（1∶16），全身健康状况尚好，生殖器官望诊、触诊均正常。多次检查精液：有活动精子凝集现象，精子活动率30%，性交后试验差，显微镜高倍视野下活动精子少于5个(或见摇摆活动精子)。症见头昏目眩，胸胁胀，易怒，腰膝酸软，食欲欠佳，脉弦细，舌淡苔薄白。

【辨证】肝气失达，肾精不足。

【治法】调气机，养精血。

【处方】滋水清肝饮加减：柴胡10g，当归10g，白芍10g，山茱萸16g，枸杞子16g，栀子6g，甘草6g，泽泻6g，菟丝子30g，山药12g，生地黄12g，麦冬8g，牡丹皮8g。

服用28日为1个疗程，连续3个疗程(后2个疗程熬膏，遵医嘱服用)，均以早、中、晚饭后服用，配合西药三磷酸腺苷口服以刺激精子活动，为精子提供呼吸和行动所必需的能量。治疗期间防止感冒，忌烟、酒、辛辣刺激物。

治疗3个疗程，诸症消除。查抗精子抗体阴性；精液常规：量3mL，精子计数70×10^9／L，活动率70%，于1994年11月28日，其妻停经，经48日做HCG试验，阳性。

◆解析

长期处于忧虑和恐惧的心理状态，不仅会引起自主神经功能失调，也会影响性激素的分

◆读案心悟

泌而造成生殖功能紊乱，使自身耐受性遭到破坏后，自身抗原改变或免疫活动细胞变化，致免疫系统对自身抗原产生免疫应答。肝主筋而阴茎为肝之经络宗筋之会，气机郁结，而精子凝集，继而造成肾精化生不足。该方以调肝解郁为特长，且能理气消胀；治肝肾不足，补精血，活络通肾，生精补髓，活血化瘀，且可改善附性腺器官血液循环，提高睾丸生精能力，结合现代医学治疗方案，通过辨证、组方施治，消除导致精子凝集抗体因素，每获良效。

【引自】艾家才.男性免疫性不育症验案2则.实用中医内科杂志，1997，11(1)：45.

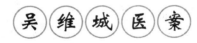

吴维城医案

【辨证治则】湿热下注兼肾虚型不育症。拟先采用清热利湿，然后再拟补肾壮腰。

李某，男，23岁。于2005年7月11日初诊。诉婚后未避孕2年未育。刻诊：早泄，腰酸，会阴隐痛不适，小便黄，尿后余沥不尽，舌红苔薄白，脉细缓。有慢性前列腺炎病史。查精液分析：液化时间大于60分钟，精子计数 22×10^9 / L，活动率55%，活动力3级11%，2级10%。

【治法】清淋化浊固肾。

【处方】龟甲(先煎)15g，白花蛇舌草15g，茯苓15g，泽泻15g，知母10g，白芍15g，丹参15g，山茱萸10g，山药15g，杜仲15g，桑寄生15g，菟丝子15g。水煎服，每日1剂。

连续服用上药2周后复诊，诉无腰酸，会阴不适缓解，仍有尿后余沥，且觉牙龈稍肿痛，舌红苔白，脉细。考虑有阴虚之象，故上方去菟丝子、山药，加用养阴清热之沙参10g，玉竹10g。

两周后复诊，诉无牙痛等症，小便通畅，早泄减轻，舌淡红苔薄白，脉缓；复查精液分析：液化时间50分钟，精子计数71×10^9/L，活动率66%，活动力3级24%，2级17%。

后以此方加减治疗2个月，复查精液分析：液化时间20分钟，精子计数95×10^9/L，活动率77%，活动力3级26%，2级23%；并告知早泄亦治愈。

◆解析

此例诊治，充分体现了吴老诊治精液不液化之基本特点，即主要病机责之为湿热与肾虚，治则重在清淋利湿、滋阴补肾，且用药轻灵，善用药对。其治不育常用的药对有知母—龟甲、益智仁—金樱子、薏苡仁—茯苓，本案即用了知母—龟甲这一药对。

【引自】邓伟明.吴维城教授治疗精液不液化症的经验.四川中医，2007，25(8)：4-5.

◆读案心悟

何应医案 ①

【辨证治则】湿热蕴结于脾胃，熏灼精液导致不育，故从清热利湿入手。

陈某，男，25岁。1993年8月23日初诊。婚后2年余未育。女方经检查无异常。精液检验：量2.5mL，pH7.2，2小时不液化，精子计数30×10^9/L，活动力一般，活动率70%，畸形率小于20%，顶体酶平均反应率75%，平均反应直径28μm，血、精液抗精子抗体皆阴性。现口干苦发黏，脘腹痞胀，大便不实；素喜

名医小传

何应，女，1955年毕业于北京医科大学药学院药学专业，1965年毕业于北京大学药学院，专业是药剂学，从事药剂学教学与科研。研究方向是控释制剂与靶向制剂及不孕不育新药研制开发。

肥甘辛辣之品。舌红苔黄腻，脉滑数。

【处方】黄连6g，制半夏6g，陈皮6g，石菖蒲6g，枳壳10g，竹茹10g，薏苡仁10g，厚朴花10g，木瓜10g，茯苓10g，藿香10g，佩兰10g。14剂。嘱其节食肥甘辛辣。

二诊：口干苦好转，痞胀已除，大便转实。原方去枳壳，加山药15g，14剂。

三诊：苔已化薄白，根微腻。原方化裁再进7剂，复查精液：20分钟液化，精子活动力良好，前向运动速度28μm／s。原方加减调治，3个月后来告女方已怀孕。

◆解析

脾胃运化方使水谷之精微化生为先天之精，封藏于肾。本例因湿热蕴结脾胃，熏灼精液，故治从除中焦湿热入手。用黄连、竹茹清热坚阴而保津；石菖蒲、薏苡仁、厚朴花、藿香、佩兰芳香化湿(忌用车前子、泽泻淡渗利湿之品，防分利太过)。湿热一去，脾运自复，精液化生有源，用茯苓、山药健脾助运而不碍津；再者，饮食节制肥甘、辛辣助湿生热之品，去除病因，亦是重要环节。

【引自】何清湖.男科病·名家医案·妙方解析.北京：人民军医出版社，2007.

◆读案心悟

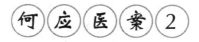

何应医案 2

【辨证治则】本例患者脾胃阳虚，运化无力，难以充养先天之精；阳虚生内寒，精液凝滞，难以液化。治以温运脾阳，其泻则止，泻止则津存液足，精液自化矣。

曾某，男，31岁。1993年7月16日初诊。结婚5年未育，曾经某医院诊断为精液不液化症，先后用中、西药调治2年，女方仍未怀孕。患者有慢性腹泻史，大便溏烂，日行2~3次，脘部冷痛，纳差，常呕吐清水，射精无力，舌淡红，苔薄白，脉细弦。

【辨证】脾胃阳虚。

【治法】温阳健脾，养胃止泻。

【处方】党参10g，白术10g，白芍10g，茯苓10g，山药10g，煨木香10g，乌梅炭10g，炮姜6g，乌药6g，炙甘草6g，桂枝4g。

二诊：服药半个月后，脘腹冷痛减轻，纳谷增加，大便转实，日行1~2次，夜寐欠佳。原方去乌药加煅龙骨20g。

三诊：服药2个月后复查精液为2小时部分液化不全，精子活动力提高。按原方加减又调治2个月余，精液15分钟液化，射精有力。仍以原方化裁巩固，其妻于1994年底生育1男婴。

◆ **解析**

精液液化有赖于阳气之温煦，正如《内经》所云："阳化气，阴成形。"方用桂枝、炮姜温运脾阳，炮姜守而不走，能温中止泻，但温而不燥；党参、白术、茯苓、山药补益脾气而助运；乌梅炭、白芍合煨木香生津止泻；桂枝配白芍甘温补中。共奏温阳健脾、止泻生津之效。

【引自】何清湖.男科病·名家医案·妙方解析.北京：人民军医出版社，2007.

◆ **读案心悟**

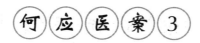

何应医案③

【辨证治则】胃阴不足案。在治疗上采用养胃益气、清热止痛组方用药。

潘某，男，28岁。1994年2月17日初诊。婚后3年不育，射精费力，易汗。平素喜凉怕热，口渴喜饮，胃脘部隐痛，心烦潮热，舌尖红、苔少，脉细带弦。查精液：量2mL，pH6.8，2小时不液化，精子计数7×10^9/L，活动力一般，活动率56%，顶体酶平均反应率71%，平均反应直径22μm，前向运动速度21μm/s，血、精液抗精子抗体皆阴性，诊断为精液不液化症。

【处方】北沙参10g，白芍10g，天花粉10g，知母10g，石斛10g，山药10g，茯神10g，生山楂10g，乌梅6g，五味子6g，紫苏梗6g，川楝子6g，生甘草3g。

二诊：药服月余，胃脘隐痛好转，纳谷见增，口干好转，房事时出汗减少，舌上有苔。原方加地骨皮15g。

三诊：又服半个月后所查精液为1小时液化，精子活动力、活动率及前向运动速度均有提高。按原方化裁服药4个月余，其妻子1994年8月已怀孕。

◆ 解析

本例证属胃阴不足。胃为阳土，喜润恶燥。胃阴得复则虚火灭、通降和，水谷之精微化生有源矣。故选用白芍、山楂、乌梅、五味子配沙参、甘草酸甘化阴；天花粉、知母养阴清热；紫苏梗、川楝子理气而不伤阴。但阴虚体质非一朝一夕之功而奏效，须耐心守方且注意饮食调养，方可克获全功。

【引自】何清湖.男科病·名家医案·妙方解析.北京：人民军医出版社，2007.

◆ 读案心悟

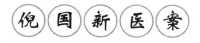

【辨证治则】证属肾阴不足，相火烁精，而致精液黏稠不化。治拟滋阴

泻火、温肾助阳之法。

李某，男，34岁。1989年6月18日初诊。患者自1983年初结婚，至今6年未育，时感腰酸，其余无明显异常。女方经妇科检查、输卵管通水、B超排卵监测均无异常，月经亦调畅。精液常规检验：精液量5mL，精液24小时不液化，精子活动率60%，活动力不良。诊见舌质红，舌苔白，脉细数。

【处方】自拟鹿竹甘草汤加味：黄精30g，路路通15g，淡竹叶10g，甘草30g，茯苓15g，地骨皮15g，知母20g，枸杞子15g，麦冬15g，萆薢10g，白芍15g。

水煎服，2日服1剂，每日2次。服药4周后，复查精液常规：30分钟内自行液化，精子计数90×10^9/L，精子活动率75%，活动力良好，畸形精子率10%。

2个月后来告，其妻怀孕。

◆ 解析

倪老以自拟鹿竹甘草汤治疗精液不液化症，收到较好的疗效。本方健脾温阳，清热利湿，活血祛瘀，散寒通络，滋阴降火。方中枸杞子、黄精滋阴补肾；白芍、甘草养血敛阴；麦冬、知母滋肾润肺，清热泻火；萆薢、茯苓分清泌浊，利水渗湿；淡竹叶利水通淋，清热除烦；路路通通经祛瘀，活血解毒。

若湿热下注者倍用萆薢，加灯芯草3g；阴虚火旺加地骨皮15g，淫羊藿15g；寒湿瘀滞加赤芍15g。

【引自】倪国新.鹿竹甘草汤治疗精液不液化90例.辽宁中医杂志，1992，(12)：26.

◆ 读案心悟

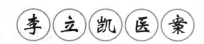

【辨证治则】阴虚火旺型精液不液化不育。故应施予滋阴降火、清热凉血，填精增液之法。

徐某，男，29岁。1998年6月18日初诊。结婚3年，女方未孕，夫妻同居，性生活正常，女方妇科检查无异常。诊见：腰酸膝软，心烦盗汗，口渴喜饮，脉象细数，舌质偏红，苔薄白。外生殖器检查正常，精液常规检查：不液化，精子计数10.60×10^9／L，精子活动率60%。诊断为精液不液化症。

【辨证】阴虚火旺，精不化液。

【治法】滋阴降火，填精增液法。

【处方】液化汤：知母10g，黄檗12g，生地黄15g，龟甲6g，麦冬10g，玄参10g，枸杞子8g，黄精8g，淫羊藿12g，红藤12g，虎杖15g，牛膝10g。

用液化汤治疗，连服1个月，于1998年7月28日复查精液常规：精液30分钟液化，活动率80%。继续服原方1个月以资巩固疗效。其妻2个月后妊娠，足月顺产一子。

◆ 解析

李老临床自拟液化汤治疗精液不液化症，疗效满意。方中知母、黄檗、生地黄、龟甲有大补肾阴，壮水制火之功效；枸杞子、黄精、玄参、麦冬填精增精，凉血清热；配淫羊藿助阳以防滋腻太过，本着"阴中求阳"之意，以助生化，促进精液分泌作用；用红藤、虎杖、牛膝有较好的清利湿热，又有活血祛瘀作用。同时牛膝能引药下行、直达病所。现代药理研

◆ 读案心悟

究，上方中黄檗、红藤、虎杖均可抑制生殖道感染及前列腺病变，使前列腺分泌的精液液化因子(蛋白水解酶、纤维蛋白溶酶)增加，从而促进精液液化。

【引自】吴大真，等.名中医男科绝技良方.北京：科学技术文献出版社，2008.

第八章 血精症

精液中存在血液或红细胞的病症称为血精症，包括肉眼血精和镜下血精。血精症在中医学中又称为"精血"，如《诸病源候论》有"虚劳精血出候"，《医宗必读》有"精血杂出""半精半血"的记载。

素体阴虚，或热病伤阴，或过食温燥之品，损伤阴液，致使阴虚火旺，灼伤血络，血随精出。劳倦过度，或房事过频，使脾肾受损，肾气虚难以藏精，脾气虚难以统血，则精血俱出。恣食肥甘厚味，积湿生热，或性事不洁，湿热内侵，或情志过极，五志化火，湿热内火下扰精室，损伤血络，致使血精。外伤瘀血或久病致瘀，瘀血内阻，血不归经，随精外出。

彭培初医案

【辨证治则】证属心火偏旺，肾水不足。治宜清心火，补肾水。

黄某，男，26岁。结婚3年未育，女方生殖功能正常。本人自诉，内裤常见血精，劳累后色呈鲜红，有时呈暗红，每周1～2次，至今已半年余，曾服中西药，效果不佳。现夜间多梦，大便正常，溲黄，无其他不适。苔薄黄，舌质偏红，脉细弦。由于患者未成年，"天癸未至"，追问病史，有手淫史，加上学习紧张，"思虑不节，嗜欲过度"，使之水火不交。方用黄连、连翘、莲子心合六味地黄丸加减。

【处方】生地黄、熟地黄、珍珠母各15g，山药、山茱萸各12g，连翘、泽泻、茯苓、牡丹皮、蛤蚧、干蟾皮各9g，生甘草4.5g，黄连、莲子心各3g。

水煎服，每日2～3次。1周后，梦少；3周后血精呈淡粉红色，半个月1次；1个月后，血精消失。又半个月后，见淡暗红色精血，之后由于劳累、手淫，血精反复发作几次，共治疗4个月，血精悉除，改用成药知柏地黄丸以巩固疗效。

◆ 解析

彭老认为，原发性无症状血精(精囊炎)常见于青少年患者，一般多与手淫、劳累有密切关系，其特点是病情迁延、缠绵不愈，可由结核杆菌引起，用清心火补肾水之法，同时重用蛤蚧、干蟾皮，以便增强抗结核之力，同时嘱其适当休息及忌手淫，则临床效果更为理想。

【引自】沈元良.名老中医话男科疾病.北京：金盾出版社，2012.

◆ 读案心悟

李斯炽医案

【辨证治则】此病属肾阴亏极、相火炽盛、兼夹湿热之候。先拟滋肾泻火，兼除湿热。

戴某，男，32岁。1974年3月14日初诊。主诉：自素禀阴亏体质，最近一段时间有强中现象，房事过于频繁。近来忽发现入房后精液带血，思想异常紧张，急去某医院做精液检查：红细胞（＋＋＋），白细胞少许，并有革兰阴性菌，确诊为精囊炎。建议中药治疗。诊查：患者形体消瘦，面白不泽，神态萎靡，并自觉一身困倦，四肢无力，饮食无味，脉细弱而数，舌苔黄腻。

名医小传

李斯炽，四川省成都市人。1915年毕业于成都高等师范学校（现四川大学）理化系，留校任理化助理。早年师从成都名医董稚庵，尽得其传。曾担任四川医学会主席、四川国医学院教务主任、院长等职。1958年，被国务院任命为成都中医学院首任院长。他参与编写了《金匮要略新诠》《内经类要》《中医内科杂病》等医学教材。

【处方】知柏地黄汤加味：小蓟、白茅根各15g，山药12g，生地黄、牡丹皮、茯苓、泽泻、枣皮、知母、黄檗、玄参各9g。

3月21日二诊：自服上处方6剂后，强中现象消失，自觉一身轻快，精神转佳，饮食也有改善，脉象已不似前之疾数，舌上黄苔虽减，但仍属黄腻。古人说："养阴则碍湿。"思六味地黄汤中补中有泻，应无伤大体。故仍本前法加入冬瓜仁、芦根除湿热而不损阴。

【处方】白茅根、小蓟各15g，山药、冬瓜仁各12g，生地黄、牡丹皮、茯苓、泽泻、知母、黄檗、玄参、芦根、山茱萸各9g。

服上处方6剂后，精中已不带血，余症基本痊愈。随访至1975年12月，病未复发，性功能亦完全正常。

◆ 解析

◆ 读案心悟

《诸病源候论》指出："此劳伤肾气故也，肾藏精，精者血之所成……肾家偏虚不能藏精，故精血俱出也。"此因其人素禀肾阴亏损，相火偏亢，本已阳强易举，复加房事不节，以致肾中真水伤耗太甚，阴精愈亏则虚阳愈亢，虚阳愈亢则邪火愈炽。施泄无度，精囊空乏，血尚不及化精，又加强力入房，致相火迫血从精道溢出，而成此精血俱出之症。火甚则消烁肌肉，故形体消瘦；"壮火散气"，故有面白不泽，神志萎靡，一身困倦，四肢乏力等气虚症状；其舌苔黄腻，饮食无味，为兼有湿热，脉细弱为精伤气耗之象，数为邪火之征。综合以上分析，其阴亏是本，气虚是标，若见有气虚之症状而乱用补气之品，无异火上加油。应急以养阴为主，使永生火降，少火自能生气矣。

【引自】郭军，等.不孕不育良方验方.北京：化学工业出版社，2013.

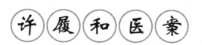

许履和医案

【辨证治则】此案是阴虚兼有湿热，所以有溲黄、苔黄等症。先拟清热利湿，然后再拟养阴补虚。

洪某，男，27岁。结婚以来妻子一直未孕。患者二三年来，性交时所射之精为血性，色红质稠。近二三个月症状加重，每次性交时均是肉眼血精，同时伴有少腹及睾丸隐痛、溲黄口干、性情急躁、夜寐盗汗等，迭经西医治疗无效。检查：外阴无异常，两侧睾丸等大，附睾不肿硬，左侧精索静脉明显曲张，前列腺（－）。精液常规：脓细胞（＋＋＋），红细胞（＋＋＋＋），精子计数58×10^6／mL，活动力15%，形态正常80%，畸形20%，血蚴检查（－），红细胞沉降率正常，脉细弦，苔薄微黄。

【辨证】阴虚火旺，精室被扰，血热妄行。

【治法】滋阴降火，佐以凉血止血。

【处方】生地黄12g，白芍9g，女贞子10g，墨旱莲10g，茯苓12g，车前子10g，泽泻10g，牡丹皮6g，糯稻根须15g，乌药4.5g，5剂。

二诊：药后血色精液明显变淡，全身症状改善，唯小溲仍黄。原方加黄檗4.5g，5剂。

三诊：肉眼血精已消失，小溲亦不黄，除左侧精索静脉仍曲张外，余无不适。精液常规复查未见脓细胞及红细胞。病已基本痊愈，再以原方巩固。

◆ 解析

本病临床甚罕见，许老治此症，常以二至地黄汤加减，意在滋肾凉血，兼以清利湿热。盖二至地黄汤由二至丸与六味地黄汤合方组成。二至丸原出于《六科准绳》，方中女贞子甘苦平，补肝肾；墨旱莲甘酸凉，滋肝肾，凉血热，两药相合，滋阴降火，凉血止血，药味虽少，补而不腻，实为妙方。六味地黄汤原出于《小儿药证直诀》，功能滋补肝肾，三阴并进，专治肝肾阴虚，兼夹虚火上炎，阴不内守之证。《医方论》曰："此方非但治肝肾不足，实三阴并补之剂。有熟地黄之滋补肾水，即有泽泻之宣泄肾浊以济之；有山茱萸之温涩肝经，即有牡丹皮之清泻肝火以佐之；有山药

◆ 读案心悟

之收摄脾经，即有茯苓之淡渗脾湿以和之。药止六味，有开有合，三阴并治，洵补方之正鹄也。"此案肾经偏虚，故筛山药；又因山茱萸缺货，故易白芍之酸寒，以助地黄之药力；熟地黄改生地黄，重在滋阴凉血；糯稻根须味甘苦平，有退虚火、敛盗汗之功；乌药走少腹，入肝肾之经，行气止痛。二诊时因其小溲仍黄，湿热未清，再加黄檗以清下焦湿热。方中止血药虽不多，而血踪消失，全赖二至地黄的滋肾阴、凉血热之功。

【引自】贾玉森.男科病名家经验录.北京：中国中医药出版社，2014.

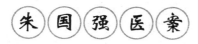

【辨证治则】本例肾阴亏损，导致肾精不固，虚火扰动阴血，以致精液带血。故应施予补肾养阴，少佐清热利湿。

黄某，男，56岁。1997年9月6日初诊。2年前小便频数，淋沥不畅，经地区医院泌尿科检查提示前列腺肥大。前列腺液检验：浅黄脓样，有黏丝，卵磷脂小体减少，上皮细胞较多，红细胞7～8个/HP，白细胞8～12个/HP。西医诊断为前列腺炎。经各种抗生素治疗，症无改善。近1个月来，小便常有带血的精液流出，伴腰酸软，四肢无力，患者体形较胖，有高血压病史。血压184/105mmHg。口干，自觉身热，舌苔薄，舌质红，脉弦。

【辨证】肾阴亏虚，湿热下注。

【治法】养阴清热，滋阴补肾，利尿渗湿。

【处方】一阴煎加味：生、熟地黄各15g，白芍10g，麦冬10g，怀牛膝10g，炙甘草3g，丹参10g，小蓟10g，桂枝6g，茯苓20g，生姜9g，大枣5枚。

治疗2周后夜尿明显减少，由每晚4～5次，减少至1次。在原方中加入杜仲15g，又续服30剂后，尿中血精基本消失，腰膝酸软亦见好转，患者1年来，常间服本方调理，1998年冬经某医院泌尿科复查，仅前列腺略有增大，余无特殊异常，且血压稳定。

◆ 解析

　　本案因肾阴不足，虚火灼络，湿浊瘀阻，膀胱气化无力，形成小便频数，淋沥不畅。一阴煎中生地黄、熟地黄、麦冬、白芍滋养已亏之阴血，清泻三焦之虚火；加用小蓟凉血止血，茯苓、生姜、大枣、桂枝通阳利湿。叶天士言："败精宿于精关，宿腐因溺强出，新者又瘀在里。经年累月，精与血并皆枯槁，势必竭绝成劳不治。"取方中丹参、牛膝清除败精，祛瘀生新，再配以杜仲补肾强腰，诸药同用，补中有攻，血精逐渐得止。

【引自】朱国强.一阴煎治疗血精1例.江西中医药，2001(1)：12.

◆ 读案心悟

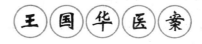

王 国 华 医 案

　　【辨证治则】证属下焦湿热，伤及血络。治以清利湿热、凉血止血。

　　王某，男，26岁。结婚3年，夫妻一直在一起生活，没有生育。妻子检查一切正常。1997年6月3日初诊。自述不育，10余天前发现血精，伴低热，会阴部隐痛不适，排尿欠通畅，无明显尿频、尿急、尿痛。血常规：红细胞（＋＋＋＋），白细胞总数在正常范围内，中性粒细胞70%。经B超、CT检查提示及外科会诊，诊断为精囊炎不育。患者平日体质较好，饮食正常，少量饮酒。舌质偏红，苔薄黄较腻，脉弦有力。

　　【处方】仙鹤饮加减：仙鹤草、金银花、白茅根、蒲公英各30g，黄檗、龙胆草、香附各10g，地榆炭、滑石、连翘各15g，生甘草6g。

每日1剂，水煎300mL，分2次口服。服药期间禁烟酒及辛辣刺激性食物，保持合理的正常性生活，但不可过频。炎症较重日寸应停止性生活。

服药2周后，患者诉未见血精，会阴疼痛基本消失。守方又服10余剂后，精液镜检未见红细胞。

15个月后随访，其妻刚生下一健康男婴。

◆ 解析

◆ 读案心悟

临床常见的精囊炎以血精史、性功能降低、肛指诊检查可触及精囊、有触痛等为主要特征。治疗当以清利湿热止血为首要。

自拟仙鹤饮以金银花、连翘、蒲公英清热解毒；黄檗、龙胆草苦寒泻火，兼以燥湿。上述药物经现代药理研究证明均有广谱抗菌作用，可抑制多种革兰阳性及阴性细菌。仙鹤草性平，入肝经，止血效果显著，兼有解毒消肿强壮之功效；地榆、白茅根凉血止血，利尿祛湿清热；香附引药入足厥阴经，疏肝理气止痛；甘草调和诸药。全方切中病机，清利兼顾收敛，止血不碍祛邪，使热清火降，湿浊分利，则血循常道而止。

【引自】贾玉森.男科病名家经验录.北京：中国中医药出版社，2014.

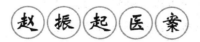

赵 振 起 医 案

【辨证治则】证为阴虚火旺、精室被扰、瘀血妄行。故其治疗以滋阴清热、化瘀止血为主。

王某，男，29岁。结婚5年没有孩子，爱人一切正常。1998年5月6日初诊。患者4年来间断性排精带有血丝或暗红色血块，1个月来加重，每次性生活时均见血性精液，伴射精疼痛、心烦、口干、盗汗等症。曾服知柏地黄丸、氟哌酸未见效。舌质暗红，舌苔黄，脉象沉细弦；查前列腺不大、精囊压痛明显，呈条索状。精液检查：色暗红、红细胞满视野、白细胞30～40个／HP。西医诊断为慢性精囊炎；中医诊断为精浊之赤浊。

【处方】三七四草汤：参三七粉6g，墨旱莲30g，鱼腥草30g，白花蛇舌草30g，车前草15g。

每日1剂。煎服方法：四草水煎2次各取汁100mL；三七粉分兑于2次煎液早、晚空腹服。1个月为1疗程，停用其他任何治疗措施。治疗期间忌酒及辛辣并指导合理房事。

二诊：患者症状大有改善，予基本方加生地黄15g，黄檗6g，煎服。服药20剂后自觉症状消失，未见肉眼血精，精液镜检：红细胞（－），白细胞0～5个／HP，精囊指诊未触及肿大及压痛，继服6剂，随访半年未见复发，其妻检查妊娠阳性。

◆ 解析

　　精囊中医称之为精室。精囊炎以血精为主要症状，中医学上属于精浊之赤浊，感邪是病因之一，但本虚是感邪的重要因素。《医宗必读》认为："精者血之所化，浊去太多，精化不及，赤未变白，故成赤浊，此虚之甚也。"房劳过度、嗜酒劳倦、损伤肾阴，精室空虚极易感邪。邪伤血络、血随精出，离经之血久则成瘀。故血精病机多是肾阴虚、瘀滞、湿热并存。三七四草汤用三七为主药散瘀止血消肿定痛，止血不留瘀，修复被损伤之血络；墨旱莲滋阴补肾、凉血止血，鱼腥草清热解毒、通利下焦，扶正祛邪共为臣药；白花蛇舌草、车前

◆ 读案心悟

草清热通淋化浊共为佐使。全方无大苦大寒及滋腻之品，止血不留瘀、滋肾不滞邪、清热利湿不伤正气，无虚虚实实之弊。

【引自】涂福松，等.男子不育症中医特色疗法.北京：人民军医出版社，2015.

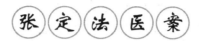

张定法医案

【辨证治则】素患者体阴虚，湿热侵袭，扰及精室，损伤血络。治以养阴固精、清热利湿。

李某，男，31岁。1997年4月6日初诊。婚后3年其妻未孕，父母十分着急。患者平素嗜食酒辛，结婚两年每周性交10～15次，发现射精有血丝，余没有不良感觉。现在每周3～4次，15天前出现血精，少腹痛。曾服"氟哌酸""利君沙"，症状稍减轻。查体：睾丸、附睾无明显异常。直肠指诊：前列腺不大，表面光滑无压痛，精囊区增大，触痛明显。B超示精囊腺增大，壁毛糙。精液常规检验：咖啡色，量约2.5mL，白细胞（＋＋），红细胞（＋＋＋）。舌质红，苔薄黄，脉滑数。诊断为精囊炎不育。

【处方】仙鹤白莲汤：仙鹤草、茅根炭各30g，白花蛇舌草、墨旱莲、生地炭、山萸肉、金银花各20g，半枝莲、女贞子、枸杞子各15g，黄芩炭10g。

每日1剂，水煎服。每日1剂，早、晚2次水煎服。15天为1个疗程，连服1～2个疗程。8天后肉眼血精消失，少腹痛减轻。再服6剂后，症状消失，精液化验正常。B超检查：精囊腺无异常。1年后其妻生下一女婴，重达4.5kg，全家欢喜不尽。

◆解析

◆读案心悟

精囊炎以血精为主要临床表现，但血精并不是精囊炎独有的症状，前列腺炎、精囊结核、前列腺结石、精囊结石等均可出现血精症状，临床需要仔细鉴别。本病多由阴虚火旺或湿热下扰所致。仙鹤白莲汤中生地炭、枸杞子、女贞子、山萸肉养阴固精以治病之本；金银花、黄芩炭、白花蛇舌草、半枝莲清热利湿，以除病之因；墨旱莲、仙鹤草、茅根炭收涩止血，以治病之标。另外，黄芩、生地炒炭兼有止血之功。诸药合用，共奏养阴固精、清热利湿、收敛止血之功。如此药中病机，故临床效果良好。

【引自】吴忠廉，等.不孕不育效验方.北京：人民军医出版社，2015.

第九章　免疫性不育症

　　免疫性不育症主要是指由男性自身对抗精子的自身免疫反应所引起的不育。以往多称为"不明原因的男性不育症"。随着免疫学的发展，逐步发现男性自身免疫反应可影响其生育能力，导致不育。而免疫性不育症发病率占所有不育病因的3%左右。中医学没有免疫性不育症的病名，但有"凡人无子当为夫妻俱有五劳七伤，需赢百病所致，故有绝嗣之患"之说法。《石室秘录·十六论·无嗣》指出："无子皆由肾冷精衰造成……男子不能生子有六病……一精寒也，一气衰也，一痰多也，一相火盛也，一精少也，一气郁也。"由此可见，免疫性不育症多与中医的肾虚、湿热、瘀阻、痰浊相似。

　　免疫性不育症多由素体肾虚或房事不节，耗伤肾精，水不涵木，肾虚及肝，精气失养；饮食不慎或后天失养，损伤脾肺，体虚易感，久病耗损，侵扰精气；外感湿热或房事不洁，致生湿热，或阴器外伤，损伤精道，以致瘀血内停；情志不畅，或所欲未遂，或盛怒伤肝，肝失疏泄条达，肝气郁结，气机运行不畅，精道瘀滞。因相互影响，正虚邪恋，发为此症。

张洲医案

【辨证治则】 证属肝气郁结，兼有脾肺气虚，先拟疏肝解郁，然后再拟活血化瘀。

名医小传

张洲，男，主任医师。现任中华医学会生殖医学分会委员、人类精子库学组委员，中国医师协会男性生殖医学专业委员会委员，中国性学会生殖医学专业委员会委员，中国国际医学交流促进会泌尿生殖专业委员会委员，陕西省医学会生殖医学分会常委，陕西省医学会男科学分会常委。

王某，男，33岁。主诉：婚后5年余未育。性生活正常，婚后曾采用体外射精和避孕套避孕2年。以后3年余未避孕仍未育。妻子检查正常。曾多次检验精液常规：精子计数（38～85）×10^6/mL，活动率48%～65%，活动力3级13%～21%，2级23%～28%。血清AsAb IgG（＋），IgM（＋），IgA（－），精浆AsAb IgG（＋），IgM（－），IgA（＋）。于2001年3月开始每天口服泼尼松15mg，共5个月。复查AsAb未转阴。因生育问题常遭妻子抱怨，精神压力较大，平素少气懒言，常闷闷不乐，独自叹息。面色少华，口淡纳少，唇舌暗淡，苔薄，脉弦细。

【处方】 疏肝活血汤：柴胡、白芍、郁金、枳壳、益母草各10g，香附20g，牛膝、姜黄、王不留行各8g，党参、黄芪各10g。

每日1剂，水煎，早、晚分服。每连续服用7天后停药3天，30天为1个疗程。每2个疗程复查AsAb。抗体转阴后继服1个疗程，巩固疗效。最多服用5个疗程。停止治疗后随访，随访期6个月。治疗期间，禁止患者喝酒和食用大蒜及过度吸烟。

患者用上方治疗2个疗程后复查血清和精浆AsAb均已转阴。精液检查示精子活动率和活动力明显提高。继续服用1个疗程，再次检查精液常规，各项指标均正常，故停止服药，改为指导受孕。后检查妻子已受孕。

◆ 解析

◆ 读案心悟

本病病程较长，常迁延数年，久郁生瘀，治疗时常须辅以活血化瘀之法。

疏肝活血汤中，柴胡、白芍、郁金、枳壳四味疏肝行气，再得量大之香附之助，更增强解郁之功效；牛膝、姜黄、王不留行和益母草活血通经，牛膝还能补肝肾、强筋骨、引血下行；益母草亦能清热解毒利尿。同时，现代药理学研究表明：芍药能阻止抗体形成；益母草有抑制体液免疫和细胞免疫双重功效；姜黄具有抗病毒和抑制真菌的作用。本方以疏肝解郁为主，活血化瘀为辅。诸药共奏消除抗体之功。

【引自】张洲，等.疏肝活血汤治疗男性免疫性不育36例.陕西中医，2003，24(11)：96－97.

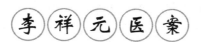

李祥元医案

【辨证治则】阴虚血热、邪恋血滞、精宫失宁所致，故确立滋阴凉血活血、清热解毒大法。

李某，男，24岁。患者结婚2年，夫妻同居，性事正常，未避孕而不育。妇科检查：女方及其他各种检测无异常。男睾丸、阴茎发育正常。精液常规显示：量3.0mL，黏度正常，液化时间25分钟，pH7.2，精子计数5.1×10^7／mL，活动率45%，活动力0～2级，果糖1.28g／L，前向运动速度25%为26μm／s。精浆抗精子抗体弱阳性，解脲支原体、衣原体阴性；血液提示：T、E_2、FSH、LH均在正常范围，血清抗精子抗体阳性。患者常感腰酸膝软，疲乏无力，口中干苦，舌质红，苔薄，脉缓，给予口服阴转合剂。

【处方】当归12g，白芍15g，黄精15g，枸杞子12g，槐花10g，白花蛇舌草30g，脱力草18g，生地黄12g，紫花地丁18g，熟薏苡仁30g，桑寄生30g，徐长卿18g，生黄芪30g。

水煎，每日1剂，早、晚分服。3周为1个疗程。连服3个疗程后告知其妻已怀孕。后随访知其妻生下一子。

◆ 解析

肾藏精，主生殖，生殖之精的生化全赖肾之功能正常，故方中生地黄、枸杞子、黄精、桑寄生滋阴补肾添精；瘀血阻滞经脉，则以当归、白芍、脱力草凉血活血散瘀；湿热毒邪扰乱精宫，当以白花蛇舌草、紫花地丁、槐花、熟薏苡仁清热解毒渗湿。该合剂治疗免疫性不育，疗效较好，且无西药治疗的不良反应。在治疗的同时还应嘱患者戒烟酒，节制房事，少吃辛辣刺激食物，则有助于疗效的提高。

【引自】李祥元.自拟阴转合剂治疗免疫性不育28例.湖南中医药导报，2000，6(4)：17.

◆ 读案心悟

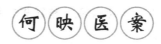

【辨证治则】本虚标实之证，治疗原则以扶正祛邪为主。

郑某，男，32岁。2005年6月13日初诊。结婚4年，夫妻性生活较好，未避孕，但女方未孕。患者平素无不适症状，苔脉如常。精液检查：精子计数$20.13 \times 10^9 / L$，精液量2.6mL，pH为7.6，液化时间20分钟，精子活动力：3级4.0%、2级10.42%，精子畸形率为30%。血抗精子抗体：免疫球蛋白G(IgG)阳性、免疫球蛋白A(IgA)阴性。精浆抗精子抗体：IgG阳性，IgA阴性。何老指出，临床上常会有除实验室检查异常外，无证可辨的情况，本例即属于此类型。何老认为，男子抗体阳性在中医辨证上总体属于本虚标实之证，其中血清抗体阳性者，常与体质因素有关，亦有先天禀赋不足，间接影响，属正虚范围。精浆抗体阳性者常以局部免疫反应为主，直接影响精子，属邪恋标实范围，主要是指湿热、淤滞、精淤，三者常兼夹为患。病机是正虚邪恋，正虚以肾虚为主，邪恋以湿热、淤滞、精淤为多见。治疗原则是扶正祛邪，具体组方采用补肾阴、清热、利湿、化瘀等法，标本兼顾，再从患者的体质特征，饮食情况等综合分析，从中找出问题，对症下药。

【处方】牡蛎30g，红藤20g，蒲黄、仙鹤草、野菊花各15g，生地黄12g，续断、牛膝、车前子、泽泻、防风各10g。

7剂，每日1剂。并嘱其要有性生活，但必须用安全套。

6月20日二诊：服药后胃脘不适，偶有恶心，余症不显，问诊得知，乃因饭前服药所致。嘱其煎药时加鲜生姜3片，饭后半小时服药。续服2周，不适已除。原方共服12周。

10月17日三诊：血抗精子抗体示IgG阴性、IgA阴性；精浆抗精子抗体示IgG阴性、IgA阴性。要求其按照原方续服1个月后停药，并嘱其妻排卵期的性生活，不必用安全套。

◆ 解析

本方为何老经验方免疫双向调和剂，是根据正虚邪恋的病机组方。其中生地黄、续断、牛膝补肾养血；红藤、野菊花清热解毒，三焦皆清，清不伤正，又无碍脾胃功能；仙鹤草、蒲黄、牛膝药性平和，活血化瘀，通精窍，使邪有出路；泽泻、车前子淡渗利湿，使邪从下行，因势利导而出，亦无苦寒败胃之虑；防风乃遵风能胜湿之意，助泽泻、车前子加强祛湿之力，且为风药之润剂，无伤正之弊。续断、牡蛎现代药理研究表明其含锌量高，可用于提

◆ 读案心悟

高精子的活动力，且预防用药时精子功能免遭戕害。本方虽为扶正祛邪方，但侧重于祛邪为主，清热利湿，化瘀行滞，通窍散结皆包含其中，意在邪去正安，修复受损屏障，使抗原生成减少，清除已存在的抗精子抗体，扶正可恢复和稳定自身正常免疫功能，防止发生反弹。无论是血清或精浆抗体阳性者均可使用，故为双向调节，药性平和，可长期服用，一般3个月为1个疗程。

【引自】 贾玉森.男科病名家经验录.北京：中国中医药出版社，2014.

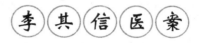

李 其 信 医 案

【辨证治则】 血瘀型免疫性不育症。在治疗上采用理气活血、养血益肾、通精消抗之法。

患者，男，33岁。2000年7月26日初诊。因"结婚4年未避孕1年未育"就诊。患者平素无明显不适，未曾诊治。既往体健，无特殊病史，否认过敏史。查体无异常。检查：前列腺液常规检查(EPSRt)正常，解脲支原体(UU)检查正常，性激素6项检查正常，血清抗精子抗体(AsAb)（－），精浆AsAbR＞40％为强阳性。精液常规检查及精子动态分析(CASA)：3mL，乳白色，pH8.0，30分钟液化，精子计数28×10^6／mL，活动率51％，3级+2级=25％+13％，精子畸形率10％。诊断：①男性免疫性不育症；②解脲支原体感染。

【处方】 桃仁、当归、川牛膝、柴胡、枸杞子、淫羊藿各10g，紫丹参、黄芪各15g，生牡蛎(先煎)30g，甘草5g。

每日1剂，水煎服，早、晚各1次，6周为1个疗程。辅以补中益气丸、维生素E、盐酸多西环素胶囊等口服治疗，治疗1个月停药1周后复查。嘱患者配偶检查支原体，治疗期间应尽量避免同房，如同房必须戴安全套以防止交叉

男性不育症

名医验案解析

感染，同时忌烟酒、可乐、咖啡，服药6周后复诊。

9月10日二诊：诉服药后全身无不适，查体无特殊。按原方案继服1个月。

10月13日三诊：诉无不适，查体无特殊。复查CASA：3mL，乳白色，pH7.8，30分钟液化，精子计数30×10^6/mL，活动率45%，3级+2级=19%+3%，精子畸形率7%，AsAb（-）。嘱继服用上方4周。至11月22日患者来诊，诉其妻上周B超检查提示已妊娠。因不放心抗精子抗体是否彻底转阴，要求再次复查精液分析及抗精子抗体，结果两项指标均已正常。

◆ 解析

方中紫丹参、桃仁、当归、川牛膝，既可活血化瘀，疏通脉络，又能养血濡精，使瘀血去，新血生。柴胡疏肝理气；黄芪益气补虚，固护藩篱，又可"逐五脏间恶血"，二者相合，既能理气和血，又可益气行血。现代药理研究发现，黄芪有显著的免疫调节作用，可减少免疫因素对血管内皮细胞的损伤，改善血液流变性和微循环。生牡蛎软坚散结，固阴强精；淫羊藿补肾壮阳，不仅对垂体-性腺系统的功能具有促进作用，而且具有免疫调节功能。枸杞子滋阴益肾，其提取物枸杞子多糖对免疫具有双向调节作用。甘草调和诸药，且具有肾上腺皮质激素样作用，能抑制炎症反应及免疫抑制作用。诸药配合，契合病机，相得益彰，共奏理气活血、养血益肾、通精消抗之功。

【引自】李其信.理精消抗汤治疗男性免疫性不育症的临床研究.江苏中医药，2003，24(7)：13-15.

◆ 读案心悟

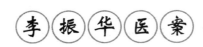

【辨证治则】证属痰湿浊瘀内阻精隧。治以逐痰瘀、化湿浊、畅达精道。

张某，男，28岁。1996年2月14日初诊。婚后3年不育，夫妻同居，性生活正常，女方检查正常。精液检查：精子计数$35×10^9/L$，活动率65%，血清抗精子抗体阳性，余均正常。平素有阴囊下坠之感，左侧附睾胀痛，时可自行缓解，伴腰膝酸软，口干口黏。检查：左侧附睾头部稍大，质偏硬，有压痛，右侧输精管增粗。舌质暗红带紫、苔白根腻，脉沉弦。

【处方】半夏10g，制天南星10g，白芥子10g，穿山甲10g，贝母15g，丹参15g，王不留行15g，车前子15g，牛膝20g，虎杖20g，萆薢20g，石菖蒲9g，煅牡蛎30g，蜈蚣2条，水煎服。

上方加减服用100余剂，复查精液常规及血清，精浆抗精子抗体2次均正常，不久其妻怀孕。

◆解析

男子免疫性不育多因感染、损伤所致。究其成因乃嗜食甘肥，痰浊内生，或感染秽浊热毒，或情伤气滞，或跌仆损伤等，以致诸邪下扰精室道窍，经久不愈，痰湿浊瘀相兼为病，精泄不畅，逆入营血之中。据慢性生殖道炎症，"盖由败积瘀腐者所致"(《张氏医通》)，予以化湿浊、逐痰瘀之法。故方中以半夏、制天南星、贝母、白芥子辛散善走，以逐除留滞之顽痰；丹参、川芎、穿山甲、王不留行、牛膝、蜈蚣活血化瘀通经络，以冀减少

◆读案心悟

男性不育症 名医验案解析

炎症渗出，促进吸收；大剂量牡蛎配伍半夏、贝母、制天南星又能软化溃散结节；石菖蒲、虎杖、萆薢、车前子利湿化浊解毒，以免痰瘀蕴结不散化热等。诸药配伍，严密精当，故获良效。

【引自】何清湖.男科病·名家医案·妙方解析.北京：人民军医出版社，2007.

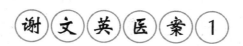

【辨证治则】今肝肾之精血亏损，气血失和，精室虚空，复受邪之扰乱，以致影响"肾精"对性腺轴和免疫系统的调节作用，而致抗体产生。采用滋肝肾，生精血，资虚助育之法。

张某，男，28岁。1994年9月6日初诊。自述婚后3年不育，夫妻同居，性生活正常。女方妇产检查等未见异常。精液检查在正常范围，血清抗精子抗体阳性。刻诊：精神萎靡，头晕目涩，时有耳鸣，口干欲饮，腰膝酸软，溲黄，舌红、苔少，脉细数。

【辨证】肝肾阴虚，虚火内扰。

【治法】滋阴降火。

【处方】六味地黄汤、大补阴丸化裁：生地黄10g，熟地黄10g，泽泻10g，牡丹皮10g，山茱萸10g，枸杞子10g，黄精10g，山药10g，知母10g，茯苓10g，生鳖甲30g，生牡蛎30g，瘪桃干15g，碧玉散15g。水煎服，每日1剂。

以上处方加减，治疗4个月后，复查精液常规，血清抗精子抗体2次均正常，以此巩固治疗2个月，其妻受孕。

◆解析

◆读案心悟

男子以精为根，以气为用，精血阴液充足，则脏腑功能旺盛，免予诸邪侵袭。本证型患者多有房劳过度，性欲亢进或性生殖器损伤或感染史。症见午后潮热，五心烦热，口渴喜饮，腰膝酸软，尿黄，便秘，夜寐盗汗，舌红、少苔，脉细弦。治当滋补肝肾。

【引自】涂福松，等.男子不育症中医特色疗法.北京：人民军医出版社，2015.

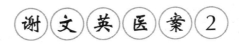

谢文英医案 ②

【辨证治则】**症状为肺部疾病，实则为肾虚导致。故采用补脾肺、调肠胃、益气固肾治法。**

韩某，男，33岁。1993年5月10日初诊。婚后4年未育，夫妻同居，性生活正常，女方检查正常，精液常规未见异常，血清抗精子抗体阳性，曾予中西药物治疗未效。刻诊：患者有慢性鼻炎及咽炎，易于感冒，时有鼻塞咽痛，面色不华，舌质淡，苔薄白，脉沉弱。

【处方】参苓白术散、补中益气汤加减：黄芪15g，山药15g，白术15g，茯苓15g，党参15g，薏苡仁15g，鸡内金10g，当归10g，菟丝子10g，黄精10g，木香6g，五味子6g，砂仁3g。

水煎服，每日1剂。连服3个月余，诸症渐愈，不易外感。复查精液常规正常，血清抗精子抗体转阴。仍以原方巩固治疗3月，其妻妊娠，顺产一女。

◆解析

本病虽责于肾，以肾虚为本，然先天肾精需赖后天脾胃水谷精微之培补，且"脾气散精，上归于肺"，肺之气阴，源于脾肾，肺的卫气能充养全身，润肤达邪，增强机体免疫，抑制异常免疫，为机体外表之屏障，故卫气强

◆读案心悟

弱，与机体免疫功能之协调息息相关。本证型患者多有上呼吸道感染或肠道疾病，平时易于感冒，不耐疲劳，鼻塞头痛，咽痛咳嗽，或纳少便溏，腹胀腹痛，恶心呕吐，头晕自汗，面色不华，舌淡，苔薄白，脉细弱。治当健脾补肺，益气固藩。

【引自】涂福松，等.男子不育症中医特色疗法.北京：人民军医出版社，2015.

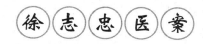

徐志忠医案

【辨证治则】湿浊毒邪扰于精道而致本病发生。治以化湿浊，解热毒，洁流清源法

陈某，男，32岁。1994年4月20日初诊。婚后2年未育，夫妻性生活正常，女方检查未见异常。检查精液常规正常，血清、精浆抗精子抗体均阳性。自诉有慢性前列腺炎病史，时尿滴白，尿频、尿急，会阴部及耻骨部胀痛不适，腰骶坠痛，口干苦黏，溲黄便干。检查：前列腺有压痛，卵磷脂小体（＋＋），脓细胞（＋＋＋），pH7.5，舌红，苔黄根厚腻，脉弦滑带数。

【治法】化湿浊，解热毒。

【处方】程氏草薢分清饮、四妙丸加减：草薢15g，茯苓15g，丹参10g，车前子(包)10g，益智仁10g，白术10g，沙苑蒺藜10g，牛膝10g，乌药10g，白花蛇舌草30g，土茯苓30g，益母草30g，石菖蒲6g，黄檗6g。水煎服，每日1剂。

上述处方稍事出入，服用4个月，诸症消失，前列腺液检查：卵磷脂小体（＋＋＋），脓细胞少量。以原法巩固治疗2个月，其妻受孕，顺产一子。

◆ 解析

◆ 读案心悟

中医学认为男子生殖系统的炎症，其血清、精浆抗精子抗体阳性的发生率高，此乃诱发免疫反应的重要原因，究其成因，乃过食膏粱厚味或嗜酒无度，伤及脾胃，运化失职，或感染秽毒，湿浊热毒下注，熏蒸精室，邪热灼伤营血，而致本病的发生。此证型患者多有急、慢性前列腺炎、睾丸及附睾炎病史。症见尿频尿急，排尿不适，或尿末滴白，尿意不尽，会阴部隐痛，或坠胀，或睾丸、附睾部不适，小便混浊，或色黄沉淀，舌贡红、苔薄白根黄腻，脉弦滑。治以清热利湿，解毒泄浊。

【引自】吴忠廉，等.不孕不育效验方.北京：人民军医出版社，2015.

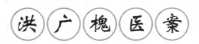

洪广槐医案

【辨证治则】症脉参酌乃属饮食不节，内生湿热，升降失司，痰湿内聚，肝经受滞，精室瘀阻而成不育顽症。治以清热利湿、豁痰散瘀，以自拟免疫汤治疗。

罗某，男，29岁。1989年10月13日初诊。诉结婚4年未育。夫妻同居性生活正常，女方检查未见异常。经多次精液常规检查属正常范围，后在省某医院作血清抗精子抗体为阳性，确诊为免疫性不育，服中西药治疗年余，均未见效，遂来我院求治。追查病史，患者平素喜食辛辣、煎炒、油腻食品，有尿路感染病史。时有小溲带黄、尿后余沥、少腹及睾丸隐胀等症，舌暗红，苔微黄腻，脉弦而微滑。

【处方】龙胆草10g，黄檗10g，白花蛇舌草10g，生栀子10g，生地黄10g，车前子10g，生薏苡仁15g，法半夏8g，橘皮9g，王不留行10g，路路通

10g，蚕砂10g，柴胡6g，赤芍6g。

每日1剂，水煎服。服药3个月，症状明显缓解，精液常规：量5mL、乳白色，30分钟内液化，精子计数81×10⁹/L，活动率80%，活动力良好，畸形精子率20%，白细胞1～2个/HP。

于1990年2月17日复查血清抗精子抗体阴性。1990年12月，其爱人分娩一男婴。

◆ 解析

洪老治疗男性不育，经验丰富，在总结前人经验基础上，发扬创新，创建系列良方，而且认为不应一概从补，宜补泄兼施。

近年来随着免疫学的发展，抗精子抗体已被认为是男性不育原因之一。在临床所见，抗精子抗体阳性患者，大都毫无主诉症状，要有只是出现尿黄、余沥、少腹及睾丸作胀等属生殖、泌尿系感染的症状，中医即是湿热夹瘀的证候，这为中医辨证论治提供了有力依据。从实际中体会到，气、食、痰、火、湿、瘀是本病的主要病因，因此清热祛湿、化痰散瘀、疏肝理气，就成为本病的主要治法，自拟免疫汤的药物组成以该治法为依据，通过祛邪，而达"邪去即正安"的目的。

【引自】黄展明.不孕不育症奇效良方.北京：人民军医出版社，2006.

◆ 读案心悟

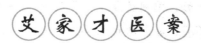

艾家才医案

【辨证治则】肾阴亏虚案。肾精不足，可使免疫功能衰弱，而见精子凝集。故应施予补肾填精、滋阴消凝。

陈某，男，29岁。1993年10月24日初诊。婚后3年不育，夫妻性生活正常，配偶妇检正常。陈某曾在外医院用激素、抗生素、中药治疗3年余未见效，来本部求治。就诊时，重复检验精液：有活动性精子凝集现象，血清抗精子抗体阳性；精液量1.5mL，色黄，精子计数$30×10^9$/L，活动力一般，活动率30%，脓细胞少许，pH7.2。症见体质消瘦，腰膝酸软，头晕耳鸣，五心烦热，口干咽燥，舌红苔薄白，脉细数，溲黄，便干。

【辨证】肾精不足，阴虚灼津。

【治法】滋阴补肾，填精消凝。

【处方】二仙汤(上海曙光医院经验方)加减：淫羊藿15g，熟地黄15g，牛膝12g，黄檗6g，知母6g，枸杞子20g，女贞子20g，菟丝子30g，赤芍10g，车前子10g。

每日1剂，早、中、晚分服，26剂为1个疗程，服用3个疗程。同时服用西药维生素C片，减低精子凝集，每次300mg，每日3次，每4小时1次。

治疗后复查：抗精子抗体转为阴性，精液量3mL，灰白色，精子计数$45×10^9$/L，精子活动力良好，活动率75%，pH7.8，其他症状消失，停服维生素C，继宗前法，中药炼蜜为丸，每日3次，每次10g，饭后淡盐温开水送服，服用1个疗程以资巩固，治疗过程中忌烟、酒、辛辣之品。于1995年2月8日其妻已产一女婴。

◆ 解析

《人类生殖》认为："确定人类不育与免疫有关的常用标准是基于血清中存在凝集的抗体或制动精子的抗体。"中医学的肾藏精、主生殖与下丘脑-垂体-性腺轴的功能活动密切相关。本案方中枸杞子、女贞子、熟地黄滋补肾阴，生髓充骨、养脑；重用菟丝子补肾益肝，温而不燥，补而不滞；赤芍活血化瘀，使瘀去而阴不伤；知母、黄檗与车前子补中寓泻、益阴生液；淫羊藿鼓舞肾中精气，有促性

◆ 读案心悟

腺作用；川牛膝入肾引药下行。纵观全方，填精益肾，精凝自消，提高人体免疫功能，有利于抗精子抗体的消除，从而发挥正常免疫功能，收桴鼓之效。

【引自】吴忠廉，等.不孕不育效验方.北京：人民军医出版社，2015.

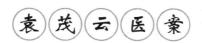

【辨证治则】免疫性不育案，证属中医的瘀血，现代医学诊断为免疫性不育，慢性前列腺炎，予以活血化瘀为主，佐以滋阴补肾为辅。

潘某，男，32岁。婚后4年未育，配偶同居，性生活正常，爱人妇检无异。精液常规：精子计数60×10^9／L，活动率70%，活动力强，白细胞5～10个／HP，2小时精液不液化，抗精子抗体阳性。为求子心切夫妇双方四处求医无效。刻诊：形体肥胖壮实，然口唇紫暗犹如缺氧患者，舌质紫暗，舌下静脉淤滞，询其病情，身体素健，纳眠均佳，性欲亢进，无任何自觉症状，婚前有近10年的手淫史，血液流变学检查示：血浆黏度增高，血小板黏附率明显高于正常，血清生化检查示抗精子抗体阳性。

【处方】桃仁10g，红花6g，川芎15g，丹参30g，赤芍15g，白芍15g，王不留行10g，穿山甲6g，路路通10g，知母10g，黄檗10g，山茱萸10g，通草6g。

以上方出入，先后服药2个疗程(60日)，复查抗精子抗体转阴性，血浆黏度及血小板黏附率均降至正常范围。精液常规：精子计数120×10^9／L，活动率78%，活动力强，20分钟液化，病情已告愈，以上方嘱继进1个疗程，6个月后相逢得知患者爱人已受孕3个月余。

◆解析

男子精子自凝，血清抗精子抗体阳性，称为免疫性不育，西医学一般多采用激素大剂

◆读案心悟

量的冲击疗法或小剂量的持久疗法，然临床疗效不确切，且不良反应颇多，而不为病家所接受，袁老以临床征象为依据(唇舌青紫，舌下静脉淤滞)，结合现代医学的检测手段，在治疗上采用辨病、辨证相结合，运用活血化瘀法治疗，取得成功。

【引自】何清湖，等.男性不育.长沙：湖南科学技术出版社，2011.

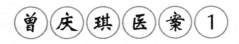

曾庆琪医案 1

【辨证治则】刻诊为典型阴虚火旺证，治当滋肾阴，降虚火，药证相符，故能获效。

张某，男，30岁。1994年9月6日初诊。自诉婚后3年不育，夫妻同居，性生活正常。女方检查未见异常。精液检查在正常范围，血清抗精子抗体阳性。刻诊：精神萎靡，头晕目涩，时有耳鸣，口干欲饮，腰膝酸软，溲黄。舌红，苔少，脉细数。

【辨证】肝肾阴虚，虚火内扰。

【治法】滋肝肾，生精血，滋阴降火。

【处方】转阴生精1号方(自拟方)：生地黄10g，熟地黄10g，泽泻10g，牡丹皮10g，山茱萸10g，枸杞子10g，黄精10g，山药10g，茯苓10g，知母10g，生鳖甲30g，生牡蛎30g，瘪桃干15g，碧玉散(包)15g。

水煎服，每日1剂。治疗4个月后，复查精液常规、血清抗精子抗体2次均正常。以此巩固2个月，其妻受孕。

◆ 解析

男子以精为根，以气为用，精血阴液充足，则脏腑功能旺盛，免于诸邪之侵袭。今肝

◆ 读案心悟

肾之精血亏损，气血失和，精室虚空，复受邪之扰乱，以致抗体产生。本证型患者多有房劳过度、性欲亢进或生殖器损伤或感染史。症见午后潮热，五心烦热，口渴喜饮，腰酸膝软，尿黄便秘，夜寐盗汗，舌红少苔，脉细弦。治当滋补肝肾，

【引自】沈元良.名老中医话男科疾病.北京：金盾出版社，2012.

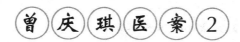

曾庆琪医案②

【辨证治则】感染秽毒，湿浊热毒下注，熏蒸精室，邪热灼伤营血，湿浊毒邪扰于精道而致本病发生。所以采用化湿浊，解热毒，洁流清源之法。

王某，男，32岁。1994年4月20日初诊。婚后2年未育，夫妻性生活正常，女方检查未见异常。检查精液常规正常，血清抗精子抗体阳性、精浆抗精子抗体阳性。患者自诉有慢性前列腺炎病史，时尿末滴白，尿频尿急，会阴部及耻骨部胀痛不适，腰骶坠痛，口干苦黏，溲黄便干。检查：前列腺有压痛，卵磷脂小体（＋＋），脓细胞（＋＋＋）。舌红，苔黄根厚腻，脉弦滑带数。

【治法】化湿浊，解热毒。

【处方】转阴生精3号方(自拟方)：草薢15g，茯苓15g，丹参10g，车前子(包)10g，益智仁10g，白术10g，沙苑蒺藜10g，牛膝10g，乌药10g，白花蛇舌草30g，土茯苓30g，益母草30g，石菖蒲6g，黄檗6g。水煎服，每日1剂。

用转阴生精3号方稍事出入，服用4个月，诸症消失，前列腺液检查：卵磷脂小体（＋＋＋＋），脓细胞少许，以原法巩固2个月，其妻受孕，顺产一子。

◆解析

◆读案心悟

湿浊化，热毒解，则流洁源清，生机旺

盛，故能使其妻受孕。男子生殖系统的炎症，其血清、精浆抗精子抗体阳性的发生率高，此乃诱发免疫反应的重要原因。究其成因乃过食膏粱厚味或嗜酒无度，伤及脾胃，运化失职，此证型患者多有急性与慢性前列腺炎、睾丸及附睾炎病史。症见尿频尿急，排尿不适，或尿末滴白，尿意不尽，会阴部隐痛，或坠胀，或睾丸、附睾都不适，小溲浑浊，或色黄沉淀，舌质红、苔薄白根黄腻，脉弦滑。治以清热利湿、解毒泄浊。

【引自】沈元良.名老中医话男科疾病.北京：金盾出版社，2012.

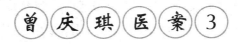

曾庆琪医案3

【辨证治则】此案属痰瘀交阻，故治一则化痰，二则祛瘀，痰化瘀去，新精则生，故能有子。

罗某，男，30岁。1993年5月12日初诊。婚后3年不育，夫妻同居，性生活正常，女方检查未见异常。精液常规检查：精子计数$34×10^9$／L，活动率50%，血清抗精子抗体阳性，余均正常。平素有阴囊下坠感，右侧附睾时胀痛，多可自行缓解，过劳易于发作，伴腰酸乏力，口黏不爽。检查：右侧附睾头部稍大，光滑，质硬，有压痛；右侧输精管增粗。舌质暗红带紫，苔白根腻。

【辨证】痰湿浊瘀内阻。

【治法】逐痰瘀，化湿浊，溃散附睾结节。

【处方】转阴生精4号方(自拟方)：法半夏10g，贝母10g，玄参10g，白芥子10g，青皮10g，陈皮10g，蒲黄(包)10g，丹参10g，王不留行10g，当归10g，川芎10g，穿山甲(先煎)10g，海藻10g，昆布10g，牡蛎(先煎)30g。水煎服，每日1剂。

用转阴生精4号方加减服用4个月，诸症消失，复查精液常规、血清抗精子抗体均正常，嘱服原方，以资巩固，随访顺产一女。

◆ 解析

　　精虽以固藏秘守为贵，但亦需适当通泄，才能保持精室或藏或泄之正常生理功能。若嗜甘贪肥，痰浊内生，或情伤气滞，或跌仆损伤，以及慢性生殖道炎症，经久不愈，皆可致痰瘀相兼为病，则积而成形，而致精道不畅或阻塞之病变。精泄不畅，新精难生，逆入营血，诱发免疫抗体产生。根据叶天士"精瘀当先理其离宫腐浊"之说，运用化痰逐瘀之法治疗。此症患者多具慢性生殖道炎症或劳伤筋脉，症见小腹或前阴胀痛不适，腰骶酸痛，或附睾结节，或睾丸压痛，舌质暗红或带有紫色，苔薄白，脉涩。治以逐瘀化痰。

◆ 读案心悟

【引自】曾庆琪.辨治男子免疫性不育四法.江苏中医，1998，19(1)：15—16.

第九章　免疫性不育症

第十章　阳痿性不育

　　阳痿是一种常见的男性性功能障碍。阴茎不能勃起，或虽能勃起，但达不到足够的硬度，无法插入阴道完成性交，且持续时间在3个月以上者，称阳痿。中医学称之为"阴痿""阴器不用""宗筋弛纵""筋痿"或"阳事不举"。

　　阳痿的病位主要在肾、肝、脾，与其他脏腑也有密切联系。阴茎勃起是一系列脏腑、经络及气血津液相互协调作用的结果。肾为先天之本，主生殖而司二阴；肝藏血，主筋，其经脉绕阴器，前阴为宗筋之所聚，肝血在肝气的作用下对宗筋的快速充盈是阴茎勃起的物质基础；脾为后天之本，气血生化之源，对天癸及宗筋都有润养支持作用；心藏神，主君火，肺主气，都对宗筋的勃起有支持作用。就经络来说，肝脉"循股阴，入毛中，过阴器"与宗筋关系最为密切；足阳明与足太阴之筋"聚于阴器"，足少阴与足厥阴之筋"结于阴器"；冲、任、督三脉同起于胞宫，一源三歧，与宗筋都有密切联系。

谢维朝医案

【辨证治则】肾虚精亏湿热下注不育。其治疗方法以益肾补精、清热利湿为主。

路某，男，26岁。1983年3月14日初诊。自诉婚后3年无嗣，经治无效。因急于求育，同房甚密。近年来，每逢房事阳举不坚，早泄，并见头晕，腰酸，耳鸣，疲乏无力，小便黄浊。舌质红，苔黄腻，脉濡数。精液常规化验：量不足2mL，精子计数正常，死精子率60%，白细胞（＋＋）。诊断为不育症。

【辨证】肾虚精亏，湿热下注。

【治法】补肾益精，佐以清热利湿。

【处方】菟丝子10g，淫羊藿15g，枸杞子10g，赤小豆30g，女贞子10g，葫芦巴10g，蒲公英12g，知母9g，黄檗6g。

水煎服，每日1剂，日服2次，嘱禁房事。

4月15日二诊：连续服上方12剂后，阳痿、早泄、腰酸等症均有明显好转。小便稍黄，舌质淡红，舌苔略黄腻，脉濡而缓。4月12日精液复查，死精子率40%，白细胞（＋），其他正常。仍守上方去知母，加紫花地丁10g。

5月13日三诊：又服药12剂，阳痿、早泄、腰酸等症基本消失，小便较清，舌质淡红，舌苔薄白，脉细。5月12日再次复查精液，无死精子，其他正常。用六味地黄汤加淫羊藿、阳起石、葫芦巴补肾益精。嘱服6剂后，可行同房。10个月后随访，其妻经某医院妇产科检查，已怀孕8个月。

◆解析

◆读案心悟

　　患者求子心切，恣情纵欲，劳则伤肾，肾伤精耗，则精少。肾阴虚则生内热，肾阳虚则水停，水热互结，灼烁精室，致使精败。故施治以淫羊藿、葫芦巴、枸杞子、女贞子、菟丝子等，补肾益精治其本，佐以赤小豆、蒲公英、紫花地丁、黄檗等，清下焦之湿热，解精室之热毒；诸药合用，切中病机，故获良效。

【引自】谢维朝.不育症.广西中医药，1985(1)：28.

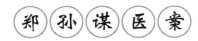

（郑）（孙）（谋）（医）（案）

【辨证治则】究其病因，患者有手淫历史，精血损耗，阳失阴恋，欲火顿萌，华盖受烁，"肺热叶焦"，遂成阳痿。故拟补益气阴、滋肾固精之法治之。

　　李某，37岁。1977年1月来信求医。主诉(函诉)：既往有手淫史，结婚4年，无性生活要求，阴茎不举或举而不坚。没有生育，妻子检查正常。夏天怕热多汗，出汗后衣衫腹围部位有黄色汗渍。经常矢气，响而不臭，食欲及二便正常。时有遗精，无早泄史，畏冷，脉搏60～70次／分，舌质淡红，舌边有齿印。1976年曾服五子衍宗丸及赞育丹加减等壮肾阳、补气血之方药20剂左右，觉腰部有力，但阴茎仍不易勃起。后又服填肾精、壮肾阳为主的方药，虽有短暂几天阴茎能举，以后又成痿态，精神甚为苦恼。

　　辨证：阳气恒泄于外，卫外不固，怕热多汗，经常矢气，系肠风飧泄，为气虚之类也；舌质淡红苔薄，舌边有齿印乃气阴不足之征。治法：宗《内经》"病在下治诸上"的治则。方用生脉散加味。

【处方】生牡蛎(先煎)24g，生地黄、熟地黄18g，明玉竹15g，大麦冬、牡丹皮、栀子、北沙苑(布包)、建莲须、杭白芍、白术各9g，五味子5g。

　　并嘱患者要怡情养性。因函件往返，4月22日始服首剂药。服药1剂后，阴茎即能勃起而同房，但排精量少。服药15剂后，7天同房4次，均能正常排精，出汗亦减少。诚患者要节欲蓄锐，并续服六味地黄丸以巩固疗效。12月5日来信称妻子已经怀孕3个月。

◆ 解析

郑老认为，本例以生脉散加减，方中以玉竹代人参，与麦冬、五味子3味药合用，一补、一清、一敛而具益气敛汗，养阴生津的作用。生地黄、熟地黄助麦冬养肺阴，白芍、牡蛎助五味子敛肺气，与甘味药同用又能酸甘化阴；熟地黄、沙苑子、莲须补肾精以固涩，牡丹皮、栀子清热泻火而解郁；由于方中多为滋腻之品，恐伤脾碍胃，故郑老投以白术健脾益胃。此外，肾主藏精，肝主藏血，若性欲无度，精血不足，致肝肾虚，精血竭；思虑忧郁，肝失条达，郁而化火，消烁肾阴，亦成阳痿。如妄投助阳温肾之品，则火愈炽而精血愈伤，形成欲速则不达。故郑老告诫，治疗之法必须审因察理，辨证论治，不可拘泥。

【引自】沈元良.名老中医话男科疾病.北京：金盾出版社，2012.

◆ 读案心悟

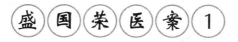

盛国荣医案 ①

【辨证治则】病属阳痿，乃湿热下注，肝郁化火。治法拟《局方》龙胆泻肝汤加减，以疏肝解郁，清热泻火。

温某，男，28岁。1980年6月10日初诊。主诉：结婚四载，尚未生育。自诉性欲消失，梦遗频作，阳物不举，房事无能，夜寐欠佳，食欲尚好，口苦干渴，大便干结，小便短赤。诊查：视之面色潮红，舌质红苔黄而干，脉细弦尺沉。

【处方】生地黄16g，车前子15g，柴胡、龙胆草、黄芩、焦栀子、泽泻各6g，木通4.6g，甘草3g。

服药6剂后，夜寐渐安，二便通调，脉舌同前。药已中鹄，仍以上方去木通，加牡丹皮、薏苡仁、茯苓。又服药10剂，肝气条达，湿热渐化，但阳物举而不坚，腰膝酸软无力，脉转沉细。当以健脾补肾，培育根本。

【处方】枸杞子16g，党参、黄芪、生地黄、白芍、肉苁蓉、何首乌各15g，当归、川芎、牡丹皮、淫羊藿、巴戟天各6g。

连服药半个月。房事渐趋正常，唯感阳物举而不能久坚，时有早泄之弊。再于健脾补肾方中略增壮阳涩精之药，诸如锁阳、山茱萸、韭菜子、金樱子等随证加入。又调理1个月，夫妇房事和合，逾年生育一子。

◆解析

盛老认为，本例其梦遗频作，似为心肾之虚，然患者面色潮红，口干而苦，大便干结，小便赤短，又与肾虚命火式微之面色㿠白、头晕目眩迥然不同。所以，前医曾以肾虚而治，逾年未见效验。盛老综观诸证，细心剖析，先以疏肝解郁、清利湿热为治，待肝气条达、湿热渐化而阳举渐坚时，再宗补肾涩精，健脾益气以培育本源，收全功，而颇具心法。

【引自】崔应珉.中华名医名方薪传·男科病.郑州：郑州大学出版社，2009.

◆读案心悟

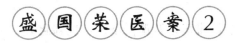

盛 国 荣 医 案 ②

【辨证治则】病逾于年，均以虚为治，未见效验，绵延而致阳事不举，病为阳痿。其治疗方法以疏肝解郁、益气活血组方用药。

温某，男，28岁。1975年6月10日初诊。结婚四载，尚未生育。自诉性欲消失，梦遗频作，阳物不举，房事无能，夜寐欠佳；食欲尚好，口苦干渴，大便干结，小便短赤。视其面潮红，舌质红，苔黄而干，脉细弦尺沉。

细析温某之病情，阳痿而梦遗频作，似为心肾之虚也。然本症面色潮红，口干而苦，大便干结，小便短赤。又与肾虚命火衰微之面色㿠白，头晕目眩迥然不同，故非心肾之虚。乃因肝郁化火。湿热下注，扰动精室，则梦遗频作，湿热上蒸，症见口苦而干。下注小肠，移热于膀胱，则小便短赤，大便干结，参之舌质红，苔黄而干，脉弦，均一派肝郁湿热之象。

【辨证】病属阳痿，乃湿热下注，肝郁化火。

【治法】疏肝解郁，清热泻火。

【处方】《局方》龙胆泻肝汤加减：柴胡6g，龙胆草6g，黄芩6g，栀子6g，泽泻6g，生地黄15g，车前子15g，木通5g，甘草3g。

二诊：服药6剂后，夜寐渐安，二便通调，脉舌同前。药已中鹄，仍以上方去木通，加牡丹皮、薏苡仁、茯苓。

三诊：又服药10剂，肝气条达，湿热渐化，但阳物举而不坚，腰膝酸软无力，脉转沉细。当以健脾补肾，培育根本。

【处方】党参15g，黄芪15g，生地黄15g，白芍15g，肉苁蓉15g，首乌15g，枸杞子15g，当归6g，川芎6g，牡丹皮6g，淫羊藿6g，巴戟天6g。

此方连服半个月，房事渐趋正常，唯感阳物举而不能久坚，时有早泄之弊。再于健脾补肾方中略增壮阳之药，诸如锁阳、山茱萸、韭子、金樱子等随证加入。又调理1个月，夫妇房事和合，逾年生育一儿，欣喜自不待言。

◆ 解析

阳痿，即阳事不举或临房阳物举而不坚之病症，属于男性性功能障碍的一种疾病。西医学将本病分为器质性与精神性两大类，其中后者占85%～90%。中医学认为本病的发生与肾关系最为密切，因肾藏精气主生殖，肾的功

◆ 读案心悟

能体现在肾阴肾阳两个方面，但阳事之举最直接的动力在于肾阳，由于肾阳的鼓动，则男子性欲旺盛，阳物才能举而坚挺；肾阴与肾阳互根互用，肾阴作为物质基础辅佐肾阳，是肾阳之所以能发挥正常鼓动作用的基础。故本病的治疗关键是恢复和鼓动肾中阳气，具体的有温补肾阳、滋补肾阴、补益心脾、清肝胆湿热等法。本病虽虚症居多，亦有少数火盛和湿热，故必须辨别虚实寒热。气血盛衰，方能见效。

【引自】盛云龙，柯联才.盛国荣医案选.厦门市医药研究所，1978.

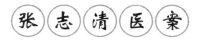

张 志 清 医 案

【辨证治则】患者一派肾阳亏损之象，因肾阳不足，精气清冷，精虫活动能力低下导致不育。经补肾壮阳，填精法治之。

祁某，男，34岁。1985年12月13日入院。婚后7年未育，性欲淡漠，阳痿不举，排精质量稀少，腰酸而痛，形寒肢冷，舌淡，苔薄白，脉沉细无力。其妻经妇产科检查无异常改变。住院后行精液检查：量1mL，乳白色，黏稠度差，精子活动力33%(精子运动迟缓，原地打转)，精子计数8×10^7/mL，形态正常率80%。

【辨证】肾阳亏损。

【治法】补肾助阳。

【处方】熟地黄20g，菟丝子、淫羊藿(淫羊霍)、山药、山茱萸、金樱子、覆盆子、仙茅、巴戟天各15g，枸杞子10g。

每日1剂。连服18剂，复查精液：精液量3.4mL，黏稠度佳，活动能力82%(精子活泼、呈直线运动)，精子计数1.4×10^8/mL，形态正常率85%以上。为增强益肾功效，原方加肉苁蓉15g，五味子10g，又服18剂，症状完全消失，于1986年1月26日出院，出院2个多月后，其妻妊娠，期满得一子。

◆ 解析

◆ 读案心悟

　　精子功能低下，是男性不育主要原因之一。肾为生殖之本，本案患者性欲淡漠，腰酸而痛，形寒肢冷，脉沉细无力，肾阳亏损，导致精虫活动能力低下。采用本方治疗增强了精子功能，提高了精子总数。治疗上遵"阴中求阳"之旨，于熟地黄、菟丝子、山药等滋阴药中，加入仙茅、巴戟天等壮阳之品，增强了精子功能，提高了精子计数目，从而达到生育目的。

　　【引自】张志清.精子功能低下治验.四川中医，1988(9)：36－37.

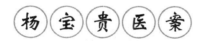

杨 宝 贵 医 案

　　【辨证治则】欲火萌生，遗精，房室不节而致阴精亏损。其治疗方法以滋阴补肾、填精壮髓为主。

　　患者，男，28岁。结婚4年，其妻一直不孕。2001年4月27日初诊。主诉患阳痿5年，追问病史，婚前频频遗精3年余，婚后4年一直不能进行正常性生活，伴头晕乏力，耳鸣耳聋，腰膝酸软，身体瘦弱，常觉足心发热，舌质红，苔少，脉沉细。诊断为阳痿。

　　【辨证】阴精亏损、宗筋失养。

　　【治法】以滋阴起痿法治疗。

　　【处方】滋阴起痿汤：熟地黄30g，何首乌40g，枸杞子20g，山药15g，阳起石(包煎)30g，淫羊藿10g，麻黄1g，黄狗肾粉(每晚吞服)1g。每日1剂，水煎服。

　　二诊：服6剂后，性欲增强，晨起阴茎能勃起，但不坚硬，且历时短暂。知药已切中病机，上方加焦杜仲15g，桑寄生20g，狗脊10g，黄精15g。出入调治30余日，阴茎勃起坚硬，后以六味地黄丸巩固。随访2年，性生活正常，生育一男婴。

◆ 解析

◆ 读案心悟

通过临床观察，笔者发现阳痿患者年龄较小，病程较短，疗效明显，起效较快；而年龄偏大，病程较长，则起效较慢，疗效较差。另外，对于功能性阳痿，只要患者能够正确对待，通过药物调理，加之精神或心理疗法，调整心态，绝大多数患者会恢复自然勃起功能；若是器质性阳痿，完全治愈的可能性较小。

滋阴起痿汤方剂中选用大剂量熟地黄、枸杞子、何首乌、山药、黄狗肾以补亏损之真阴，配伍少量淫羊藿、阳起石意在阳中求阴，使生化源泉不竭。全方大补真阴，对肾阴虚、精亏所致阳痿尤为适宜。

【引自】何清湖，等.男性不育.长沙：湖南科学技术出版社，2011.

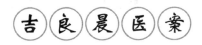

吉 良 晨 医 案

【辨证治则】此乃肝气郁结，肝肾不足，宗筋失养所致。治宜疏肝理气、调补肝肾、充养宗筋之剂。

丁某，男，31岁。婚后5年，女方一直不孕。1992年4月14日初诊。患者2年前结婚，因害怕受孕而思想处于高度紧张状态，精神抑郁，渐致性功能不足，出现阳痿。曾自服补肾壮阳之品未效，遂求助于吉老。诊见：阳痿举而不坚，伴有早泄，头晕，倦怠无力，腰酸、劳累以后上述症状加重，口干思饮，纳食可，二便调。舌苔薄白微黄，脉弦细。

【处方】广郁金10g，石菖蒲10g，生白芍15g，枸杞子10g，淫羊藿10g，夜交藤30g，粉丹皮10g，女贞子30g，墨旱莲10g。

服药半月以后，患者精神状态明显好转，自诉心情舒畅，头晕、腰酸、疲乏之感已无，仍感阳痿，举而不坚，早泄。舌苔薄白，脉沉细，此乃肝肾不足、宗筋失养所致。即易方如下。

【处方】女贞子30g，墨旱莲15g，菟丝子30g，覆盆子15g，五味子6g，淫羊藿10g，肉苁蓉30g，大熟地黄20g。

服上方月余，患者诉阴茎能勃起，且能同房如常，舌苔白，质淡红，脉沉细。再服上方20余剂，巩固疗效。

随访一年，其妻生下1男婴。

名医小传

吉良晨，北京市人，国家级中医专家，主任医师，教授。吉良晨在身为晚清御史的祖父身边长大。幼承庭训熏陶，7岁开始学医，酷爱方术医药，先后拜晚清御医袁鹤俦、民间名医韩琴轩、伤寒大师陈慎吾、金匮大家宗维新为师。21岁即悬壶京都，先后结业于北京中医研究所、北京市中医进修学校。长期从事中医教学、临床工作。从医50年，学验俱丰。

◆ 解析

以往众多学者治疗阳痿多从肾入手，以补肾壮阳为主，但往往难以奏效，或远期疗效不显。吉老通过长期的临床实践发现，肝肾不足是形成本病的关键，尤其肝阴虚对阳痿的产生有明显的影响。肝藏血，具有贮藏、调节血液的作用，又因肝肾同源、精血互生，当肝血充足，肾精得其所养、滋润，肾之精气充足，阴茎勃起有力；反之，则可致肾精

◆ 读案心悟

亏虚，肾之阴阳失调，出现性欲淡漠，阴茎难以勃起而致阳痿。所以，调补肝阴为治疗阳痿的关键。

吉老调补肝阴主要用二至丸、六味地黄丸、五子衍宗丸化裁。在调理肝阴的同时，也兼顾补肾，常用的药物有女贞子、墨旱莲、怀生地、枸杞子、生白芍、怀山药、五味子、覆盆子等。由情志不舒、肝气郁结所致之阳痿，则在上方基础上加广郁金、醋柴胡。总之，阳痿的治疗始终是围绕"调肝"进行的。

【引自】吴忠廉，等.不孕不育效验方.北京：人民军医出版社，2015.

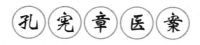

【辨证治则】证属肾阳虚，阴精亏。治以温肾壮阳、填精益气为主。

张某，男，26岁。1971年4月2日诊。婚后3年无子，症见阳痿早泄，腰酸疼痛，神倦无力，畏寒肢冷，舌淡胖而齿痕深，脉虚大无力，左部尤甚。查精液1.5mL，精子成活率仅15%～20%。

【处方】启阳生育汤与五子衍宗丸加减：人参15g，当归20g，熟地黄15g，海龙10g，海马10g，枸杞20g，炒杜仲10g，山萸肉10g，菟丝饼30g，韭子15g，蛇床子12g，五味子15g，覆盆子15g，熟附片15g，海狗肾1具，蜈蚣2条，鹿角胶10g，

每日1剂。并嘱其注意精神调养，忌食辛辣等刺激性食物，节制房事，戒手淫，养成良好的生活习惯。2个疗程后，早泄已除，查精液2mL，精子成活率60%。药已中的，继服140剂，阳痿即愈，再查精液：量4mL，液化完全，精子成活率增至80%，活动力良好，停药。次年2月份其妻怀孕，足月生一子。

◆ **解析**

启阳生育汤中人参大补后天之气，以益肾气；当归、熟地、枸杞、山萸肉滋阴补血；菟丝子、杜仲温肾壮阳生精，合奏以达阴阳相济、气血双补；海龙、海马、蜈蚣具有健身壮阳、通经活络、祛痛、推陈致新之功。诸药合用，相得益彰，精气得以填补，肾脏得以温养，从而使阳痿得以治愈。据观察：本方对于精液量少，精子计数少，活动率低，活动力差的阳痿症效果尤佳，而对湿热下注和肝郁血瘀型患者疗效差。

【引自】高新彦，等.古今名医男科医案赏析.北京：人民军医出版社，2008.

◆ **读案心悟**

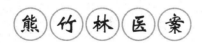

熊 竹 林 医 案

【辨证治则】证属肾精不足，肾阳虚衰，阳事不举。治当益精调肾、温肾壮阳。

张某，男，26岁。结婚4年没有生育，常受妻子埋怨。患者阳事不举3年，有房劳不节史，面色不华，精神不振，舌淡，苔水滑，脉沉。

【处方】龟鹿海马汤：龟胶、鹿胶、人参、菟丝子、五味子、覆盆子、车前仁、山药、山茱萸、茯苓、牡丹皮、淫羊藿、海马、仙茅、杜仲、乌药各10g，熟地黄、丹参各24g，泽泻8g，蜈蚣2g，枸杞子、白芍各20g，炙甘草3g。

每日1剂，水煎，分3次服。治疗期间须注意生活有规律，并禁房事及手淫，每天做提肛肌运动2～3次，每次1～5分钟。

连服15剂后好转。继服30剂后痊愈。为巩固疗效，用上方比例为蜜丸，每次3g，每日2次，共服2个月。第二年妻子怀孕打电话告知。

◆ 解析

◆ 读案心悟

　　龟鹿海马汤方中熟地、龟胶、枸杞、山茱萸填肾精，鹿胶、海马、淫羊藿、仙茅、菟丝子、杜仲、覆盆子助肾阳，两组药物相伍，阴中求阳，阳中求阴，肾气自旺；人参、山药、茯苓益气健脾，使水谷得化，脏腑得养；泽泻、牡丹皮、茯苓、车前仁泻其补药之浊气；白芍入肝以调宗筋；丹参、蜈蚣养血活血；乌药理气以防补药之滞；五味子闭精关之门以防精液外泄；炙甘草调和诸药。诸药合用，则五脏并调，肾精充足。

【引自】涂福松，等.男子不育症中医特色疗法.北京：人民军医出版社，2015.

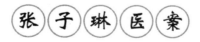

张 子 琳 医 案

　　【辨证治则】此乃元阳虚惫之证，治以壮阳益精、温补脾肾。

　　王某，男，29岁。结婚3年半，丈夫阳痿，妻子不孕。1973年5月10日初诊。患者阳痿，早泄，已有3年之久。近来精神萎靡，食欲减退，脘腹有时隐隐作痛，嗳气，腰酸困，下肢酸软发冷，时有阳缩，睾丸抽痛，失眠心慌，面色㿠白，小便频数，大便尚可。苔薄白，脉沉迟弱。

　　【处方】熟地黄15g，山茱萸15g，怀山药10g，枸杞子10g，菟丝子15g，五味子10g，覆盆子10g，巴戟天10g，补骨脂10g，白术10g，肉桂6g，川牛膝10g，陈皮10g，砂仁5g，远志6g，炒酸枣仁15g。水煎服。

　　5月16日二诊：服上方2剂后，诸症均见好转，又服两剂后，食欲增加，睡眠好转。但从昨天起，小便频数再作，阳痿，睾丸冷困，腰酸困，足冷而憋胀，下肢无力等症同前。脉仍沉弱。仍遵上法，菟丝子改为18g，肉桂改为

8g，加桑螵蛸12g，台党参15g，麦冬10g，去牛膝，水煎服。

5月26日三诊：上方服3剂后，阳痿开始好转，又服3剂，已能举阳，小便频数好转，腰酸困减轻，腿足冷转暖，仍感下肢无力，足部憋胀，脉仍沉弱。上方加川牛膝10g，水煎服。

6月7日四诊：上方服4剂后，诸症大有好转，已能举阳，脉象亦较前有力。患者自以为病愈而停药。从昨天开始，又有小便频数，足发憋，阴茎有内缩的情形，虽然能举阳，而时间不长。告以5月26日方再煎服。

7月10日五诊：上方加减化裁连服10余剂，小便频数、抽缩都转好，阳痿恢复较满意，现在仍有腰酸腿困，口干苦，手足心烧，脉沉，较有力。

原方加大熟地、枸杞子药量，减肉桂为3g，加石斛12g，水煎服。以后渐渐康复。叮嘱患者，病虽愈而仍须清心寡欲，调饮食，注重摄生才能永葆强健。

1974年2月15日来信告知其妻已有妊娠反应，到妇幼医院确诊怀孕60天左右。

◆ 解析

阳痿之为病，大抵有四：一为命门火衰；一为思虑伤心脾；一为恐惧伤肾；一为湿热下注。本例命门火衰，不能生土，以致脾胃虚寒，则食欲减退，脘腹隐痛，嗳气不除。命门火衰，故阳痿早泄，腰膝酸软，小便频数。张老用八味丸，五子衍宗丸去车前子，合党参、白术等品，全方乃阴阳平补，脾肾同温。以肉桂、巴戟天、补骨脂于水中补火，此师王冰"益火之源，以消阴翳"之法。辨证准确，治法恰当，故使多年沉病，几经波折，终归痊愈。

◆ 读案心悟

【引自】张子琳.张子琳医疗经验选辑.山西科学技术出版社，1996.

罗元恺医案

【辨证治则】本案腰膝酸软，夜尿频多，为脾肾不足之证。拟先采用健脾固肾、阴阳双补。

彭某，男，28岁。1977年2月4日初诊。患者结婚4年多，阳痿不举，有遗精，未能房事。曾注射丙酸睾酮及鹿茸精40支，疗效不显。自觉神疲，腰酸膝软，夜尿多，胃纳一般，形体瘦弱，面色苍白，舌淡红，苔少，脉弦略细。诊断：阳痿。

【辨证】肾脾亏损。

【治法】滋肾壮阳，益气健脾。

【处方】熟地黄25g，黄精30g，菟丝子30g，枸杞15g，淫羊藿12g，仙茅9g，金樱子30g，党参20g。

2月11日二诊：服上方7剂后，阳痿已好转，可以房事，但持续时间甚短，且无射精。舌润，苔少，脉弦稍缓。遵前法，守前方加炙甘草6g以补中和药。

3月11日三诊：服上方近1个月，阳痿已除，并能射精，但精液较稀少。咽部微痛(咽部有轻度充血)，舌尖稍红，脉弦大而弱。肾阳已复，而肾阴仍亏。治宜滋养肾阴，益其化源。

【处方】黄精30g，菟丝子20g，干地黄20g，金樱子25g，炙甘草6g，杞子10g，白芍12g，五味子6g。

6月17日四诊：间中服食上方加减，近3个月来无阳痿及遗精现象，能正常射精，精神好，腰痛减，纳眠尚可，已无任何不适。舌淡红，苔白转微黄，脉弦细略数。续用补肾益气之剂以善其后。

【处方】熟地黄20g，菟丝子25g，淫羊藿12g，杞子12g，金樱子25g，党

名医小传

罗元恺（1914—1995年），中医妇科学家。出身书香世家，其父以儒通医。其秉父志，献身中医学研究，对不孕不育也很有研究。主要著作有《点注妇人规》《罗元恺医著选》等，主编全国高等医药院校统编教材《中医儿科学》第一、二版和《中医妇科学》第五版，《高等中医院校教学参考丛书·中医妇科学》等。参加编写《中国医学百科全书·中医妇科分册》。

参20g，仙茅10g，黄精20g。

此后，按上方随症加减，间中调治，不久，其妻受孕。

◆ 解析

◆ 读案心悟

阳痿亦称阴痿证，多与肾、肝、阳明三经有关。此患者症见面色苍白，神疲，腰酸膝软诸症，乃元阳不足，故以淫羊藿、仙茅温肾壮阳，补益命火；又因其形体较瘦，舌苔少，脉弦，真阴亦不足，故以熟地黄、黄精、金樱子、杞子滋益肾阴，以便从阴引阳，从阳引阴；菟丝子添精益髓，缩小便，平补肾阴肾阳，党参益气补脾，补而不腻。此例阴阳双补，益气养肝，使阴阳调和，肝肾得养，阳明气盛，宗筋不弛，则阳痿可除矣。

【引自】罗元恺.罗元恺医著选.广东科学技术出版社，1980.

第十一章　早泄性不育

　　早泄是指男子的阴茎在没有来得及插入女方阴道之前，正当插入或刚刚进入尚未抽动时便已射精，阴茎也随之疲软并进入不应期，使性交不能继续进行而被迫中止的一种常见的性功能障碍。在临床上，早泄患者还有采用以时间标准定义："患者有稳定的性伴侣1年以上，正常的性生活频率，超过50%的性活动中射精潜伏期(阴茎插入阴道直至射精的时间)小于2分钟，病程超过6个月，并排除了泌尿生殖系统感染、酒精依赖和精神类药品的滥用。"早泄与阳痿在发病和治疗上有一定的联系，但两者绝不是一回事。早泄的认识是以"未交先泄，或乍交先泄"的症状，这为早泄下了一个准确而形象的定义。继而在发病机制上归纳以阴虚阳亢、心火旺盛、心脾亏虚、心胆虚怯、肝经湿热、肾气不足等原因，导致精关疏泄失常，约束无能而罹患。

　　因医学界对于早泄并没有一个完全统一的标准，故就本病引起不育而言，多为男性阴茎未进入女性阴道之前就射精，精液无法送至女性生殖道内而引起的不育。

　　西医治疗方法目前主要有药物治疗、心理治疗、行为治疗、手术治疗等。

　　本病在古籍中有"滑精""鸡精"等名称。中医学认为，本病与五脏有关，但以心、肝、肾尤为重要，肝主疏泄，肾主封藏，二者共同协调作用，使男性排泄精液正常，而心主神明，为五脏六腑之大主，任何原因影响三脏功能均可导致早泄的发生。

罗运淑医案

【辨证治则】男性精子质量低下，主要因素是肾中精气不足，治疗以补肾填精、温肾助阳为主。

陈某，男，28岁。因婚后夫妻同居2年不育，于2008年5月8日前来就诊。患者形体偏胖，腰膝酸软，乏力倦怠，性欲冷淡，时有阳痿早泄，舌质淡胖苔薄白，脉沉细尺弱。精液常规检查提示：成活率30%，活动率25%。

【治法】补肾温阳，固精益气。

【处方】五子衍宗丸加味：菟丝子10g，枸杞子15g，覆盆子10g，车前子10g，五味子10g，淫羊藿15g，肉苁蓉15g，阳起石10g，巴戟天10g，鹿角霜10g，制何首乌20g，当归10g，制黄精15g。

水煎服，每日1剂。

随症加减约治疗2个月余，后复查精液常规：成活率70%，活动率50%。嘱继续服上方半个月以巩固疗效，半年后随访其妻已怀孕3个月。

◆ 解析

肾藏精，为作强之官，主生殖。罗老认为，肾中精气的盛衰直接影响着男性的生殖功能。五子衍宗丸中菟丝子、枸杞子补肾气，益精血，使阴阳互生，阴平阳秘；五味子、覆盆子益肾固精；车前子补肝肾，亦能泻有形之邪浊，使涩中兼通，补而不滞。现代医学研究发现，五子衍宗丸有保护睾丸生精功能，调节下丘脑—垂体—性腺轴功能，抗衰老、降血糖、抗氧化自由基、增强免疫等多种功能。对于男性肾虚症状明显的患者，单纯口服五子衍宗丸剂量小，疗效

◆ 读案心悟

慢，加入淫羊藿、肉苁蓉、巴戟天、鹿角霜、制何首乌、制黄精等药物，以加强温肾填精作用，使肾充精长，以达益肾强精之功。

【引自】柳芳.罗运淑治疗不孕不育经验.湖北中医杂志，2013，35(4)：30-32.

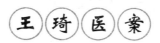

【辨证治则】属肝气郁结，疏泄失职，精关失控。治宜疏肝解郁，安神定志，兴阳固泄。

何某，男，27岁。1988年10月6日初诊。结婚3年没有生育，两人十分着急。患者16岁始即有手淫，每周1～2次，每次手淫后心情懊悔，但又不能控制。1985年五一结婚，新婚之夜缘于劳累，兴奋，匆忙同房，乍交即泄。结婚5个月，性生活无一次成功，阴茎勃起尚可，但不耐刺激，性交时间不足1分钟，甚至一触即泄。射精无力，亦无快感，自觉心愧，心情焦虑，恐惧性事，性欲日渐淡漠。症见形体壮实，失眠多梦，时欲太息，舌淡，苔薄白，脉弦，查体外生殖器无异常。

【处方】四逆散加味：柴胡、白芍、枳壳、石菖蒲、远志各10g，白蒺藜、酸枣仁各15g，炙甘草6g。

7剂。服药1周后，性欲增加，心情舒畅，失眠好转，同房约2分钟，仍原方加鸡内金10g，再进7剂，诸症悉除，同房时间达3分钟以上，病告治愈。妻子不久怀孕。

◆解析

◆读案心悟

早泄是精关不固所致，临床多从阴虚火旺、肾气虚弱、心脾两虚、湿热下注等方面论治。但本案患者因频繁手淫后懊悔不已，导致肝气郁结，痰浊阻滞，加之劳累兴奋烦神，以致早泄、射精无力、性欲淡漠、诸症丛生。王老用经方四逆散疏肝理气解郁，加石菖蒲、远志化痰开窍，白蒺藜、酸枣仁安神定志，诸药合用，使心情舒畅，精关得固。本案特点在于从肝论治，因肝属木，主疏泄，调节情志，肝司疏泄正常，则精关开阖有度。由此可见王老临床诊治男科疾病，不落俗套，不拘一格的创新思维在临床诊治中之一斑。

【引自】董建华.中国现代名中医医案精华.北京：北京出版社，1990.

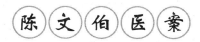

陈 文 伯 医 案

【辨证治则】证属阴虚内热，精绝不育。故应施予当养阴清热，益肾生精。

马某某，男，31岁。婚后3年同床未育，其妻经妇科检查有生育能力。检查：头晕，耳鸣，多梦盗汗，性欲减退，有阳痿，早泄，腰膝酸软，睾丸潮热，时有胀痛，二便尚调。舌淡，苔微黄，脉沉细稍数，尺脉不足(精液常规检查，未找到精子)。

【处方】大生地黄100g，制何首乌100g，枸杞子100g，女贞子100g，蒲公英100g，地丁草100g，野菊花100g，黄檗50g，知母50g，淫羊藿50g，仙茅30g，生草30g。

名医小传

陈文伯，北京人，教授、主任医师。出身中医世家，1949年从医于京城名医陈世安门下。从医40余年，精于男科和内科病症。曾任北京市人大代表等职，现任北京炎黄中医院院长。至今六十载。陈文伯教授学识渊博、医术精湛，荣获"北京市有杰出贡献专家"称号，是全国卫生系统模范先进工作者。

共研细末，合蜜为丸，每丸9g，每服2丸，每日2次，白开水送服。

二诊：服上方丸药月余，诸症悉减，苔白质红，脉沉细尺弱，继以前方，冀图精复得子，服上药月余其妻身孕，后生一女婴。

◆ 解析 ◆ 读案心悟

此案例系阴虚内热，日久伤阴耗液，精竭阳衰，造成无精子症。方中以生地黄、何首乌、枸杞、女贞大队育阴生液之品，使肾水得润，力挽阴竭液涸之危症；以蒲公英、地丁草、野菊、黄檗、知母清肾育阴之品，以助阴生液长；佐以淫羊藿、仙茅补肾填精之辈，使阳气得复，阴阳调和，精生子长。

【引自】董建华.中国现代名中医医案精华.北京：北京出版社，1990.

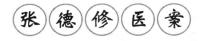

张 德 修 医 案

【辨证治则】体质过于敏感，导致精关不固、心神不宁。其治疗方法以补肾固精，养心宁神为主。

徐某某，男，29岁。初诊：2011年4月16日。结婚两年半未生育，性生活早泄严重，进入阴道3～4秒即射精，患者颇为苦恼，终日忧心忡忡，以致不敢同房。性生活间隔时间愈久，早泄愈加严重，甚至尚未进入阴道即射精，妻子甚感不满。性激素LH、FSH、E_2、PRL、T检查属于正常范围。舌苔薄白，舌质淡红，脉弦细。

【处方】泻火益肾固精汤：知母(盐炒)9g，黄檗(盐炒)6g，五味子12g，覆盆子15g，芡实15g，莲子15g，煅龙骨、煅牡蛎、珍珠母(先煎)各30g，炒酸枣仁15g。

水煎，分2次服，每日1剂，1个月为1个疗程。

服药的同时，讲解早泄引起的原因，希望女方能配合患者治疗，鼓励患者多进行性生活，经过近两个月的治疗，早泄症状好转，每次房事可以延长到2～4分钟，不久女方怀孕，后生育一女婴。

◆ 解析

　　泻火益肾固精汤方中，知母、黄檗味苦性寒，固真阴，泻相火，盐水炒用，泻相火之力更著，研究证实两者合用能降低神经系统的兴奋性；五味子、覆盆子甘酸，可补可敛，能滋补肾阴、益气固精、敛气生津；芡实、莲子味甘而涩，能固肾涩精、交通心肾；煅龙骨、煅牡蛎能镇肝阳，敛浮火，涩滑脱，敛精气，煅用更增其收敛固涩之功；珍珠母气味俱寒，纯阴质重，能平肝阳，降心火，育肝阴，安心神，定魂魄；炒酸枣仁除虚烦，安心神，现代研究表明知母配酸枣仁可降低大脑皮质兴奋性。诸药合用，共奏清泻相火、益肾固精之功。

　　【引自】张德修，卢玉梅.泻火益肾固精汤治疗早泄.山东中医杂志，2013（5）：168.

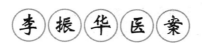

李振华医案

　　【辨证治则】证系气阴双亏。阴虚则相火妄动、射精过快，气虚则卫表不固，故治以补肾固涩为主。

　　张某，男，30岁。2002年1月29日初诊。结婚6年，患者早泄10年，行房没有插入阴道即射精，妻子因此不孕，常常怨恨连连。患者婚前有手淫史，平时汗多，失眠多梦，勃起欠佳，性欲低下，腰酸，舌苔薄白，脉细弦。

　　【处方】山药20g，枸杞子10g，桑葚10g，金樱子10g，五味子10g，煅龙牡(先煎，各)20g，山茱萸10g，泽泻10g，续断10g，沙苑子10g，炙黄芪10g，白及10g。每日1剂，水煎服。

　　2月5日二诊：患者服药7剂仍早泄，多汗失眠，舌质红，苔薄白，脉细弦。治以滋阴降火，固肾涩精法。

【处方】生地黄15g，连翘10g，五味子9g，青龙齿(先煎)10g，酸枣仁15g，枸杞子10g，续断10g，沙苑子10g，桑葚10g，牡蛎(先煎)20g，覆盆子10g，莲子15g。

另，玉屏风口服液，每次1支，每日2次。

2月12日三诊：患者服药后失眠明显改善，余症未见进退，舌质偏红，苔薄白，脉沉细。上方加干石斛15g、麦冬10g。

2月19日四诊：药后勃起功能增强，行房时间延长，多汗、失眠等症状已显著减轻，性欲较低。遂给予二地鳖甲煎。

【处方】生、熟地黄各10g，丹皮参各10g，石斛10g，天花粉10g，五味子10g，枸杞子12g，续断10g，牡蛎(先煎)20g，白芍药10g，金樱子10g，菟丝子10g。

上方加减治疗1个月余，诸症悉除，随访1年未复发，妻子怀孕。

◆ 解析

据患者的病史特点，结合多汗、失眠、腰酸及脉象，诊为气阴双亏证，通过补肾益气、安神固涩等中药内服，不仅治好了患者的早泄、阳痿，而且患者多年的失眠、多汗症状一并治愈。经过1年的随访观察，疗效稳定。本例所以取得较好疗效，首先辨证准确，用药合理；另外，适当配合性教育，缓解患者焦虑急躁的心理，也是重要的因素。

【引自】何清湖，等.男性不育.长沙：湖南科学技术出版社，2011.

◆ 读案心悟

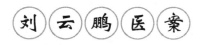

【辨证治则】此乃湿热病后余热未净，久病及肾，加之房事所伤，阴精

耗损。所以采用滋阴清火，益气养精之法。

张某，男，34岁。1991年3月20日初诊。患者婚后10年余未育，有前列腺炎病史，经治好转，现略有早泄，小便时灼热，腰痛，舌红，苔黄厚，脉弦数，平时嗜好烟酒。查精液液化时间正常，白细胞0～4个／HP，精子活动率50%。诊断：精子动力差；原发性不育症。

【治法】滋养肾阴，清泻相火，佐以益气固精。

【处方】知柏地黄丸合五子丸加味。知柏地黄丸：知母9g，黄檗9g，熟地黄15g，山茱萸12g，山药15g，泽写9g，牡丹皮9g，茯苓9g。五子丸加味：龙骨、牡蛎各30g，知母9g，黄檗9g，熟地黄15g，山茱萸12g，山药15g，泽泻9g，覆盆子9g，车前子9g，茯苓9g，菟丝子15g，五味子9g，牡丹皮9g，枸杞子15g，黄芪18g，党参15g，韭菜子9g，金樱子15g，芡实9g，白茅根15g。

以上药出入治疗4月余，戒烟酒。药后精神尚好，已无腰痛、早泄。小便时灼热，舌红苔黄，脉弦数。1991年7月25日精液复查：精子活动率80%，脓细胞少许。继以滋肾养阴(精)、清热降火为治，守知柏地黄丸合五子丸，加蒲公英30g，败酱草30g，丹参5g，韭菜子15g，核桃仁15g，白茅根30g。

巩固疗效，再服药1个月余。1991年9月5日随访，其爱人喜孕。

◆ 解析

此型常见腰膝酸软，或腰酸痛，遗精，早泄，头昏，口干，咽部不适，小便短黄，或灼热，大便干结，或性欲偏强。舌红，苔黄或少苔，脉弦数或细数。查精液常规：活动力偏低或不良，数目减少，或有少许脓细胞(或白细胞)。宜滋补肾阴(精)，清泻相火，刘老常用知柏地黄丸合五子丸论治。方用知柏地黄丸清相火补肾水，合五子丸补肾益精。又因肾气不固，精失固涩，故加黄芪、党参以益气固精，加韭菜子、龙骨、牡蛎、金樱子、芡实涩精止

◆ 读案心悟

早泄,加白茅根清邪热。药后诸症减轻,肾精渐充,热邪未净,故用蒲公英、败酱草清邪热,白茅根用量加倍以助药力,核桃仁补肾生精,合之丹参,清、补、通三者并进而疗效益增。用药6个月,药到病除,其妻喜孕。

【引自】 沈元良.名老中医话男科疾病.北京:金盾出版社,2012.

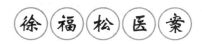

【辨证治则】 早泄不育案。证系气阴双亏,阴虚则相火妄动,射精过快,气虚则卫表不固,治以补肾固涩为主。

张某,男,30岁。2002年1月29日初诊。早泄10年,性交不足1分钟即射精,婚前有手淫史,平时汗多,失眠多梦,勃起欠佳,性欲低下,腰酸,舌苔薄白,脉细弦。

【处方】 早泄5号方:山药20g,枸杞子10g,桑葚10g,金樱子10g,五味子10g,煅龙骨20g,煅牡蛎20g,山茱萸10g,泽泻10g,续断10g,沙苑蒺藜10g,炙黄芪10g,白及10g。

每日1剂,水煎服。同时结合性教育,并让患者口服五子衍宗丸,每次8丸,每日3次。

二诊:服药7剂仍早泄,多汗失眠,脉细弦,舌质红,苔薄白。治以滋阴降火、固肾涩精法。

【处方】 生地黄15g,连翘10g,五味子9g,青龙齿10g,酸枣仁15g,枸杞子10g,续断10g,沙苑蒺藜10g,桑葚10g,牡蛎20g,覆盆子10g,莲子15g。另口服玉屏风口服液,每次1支,每日2次。

三诊:服药后失眠明显改善,余症未见进退,舌质偏红,苔薄自,脉沉细。上方加干石斛15g,麦冬10g。口服黄芪口服液,每次1支,每日2次。

四诊:药后勃起功能增强,性交时间延长,多汗、失眠等症状已显著减轻,性欲较低,给以二地鳖甲煎。

【处方】 生地黄10g,熟地黄10g,鳖甲10g,丹参10g,石斛10g,天花粉

10g，五味子10g，枸杞子12g，续断10g，牡蛎20g，柴胡10g，白芍10g，金樱子10g，菟丝子10g。

上方加减治疗1个月余，诸症悉除，随访1年未复发。

◆ **解析**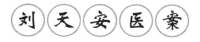

　　早泄是临床常见的性功能障碍，也是导致男性不育的常见原因，目前西医尚无有效的治疗方法。中医一般将早泄分为阴虚火旺、肾气不足、心脾亏损、心火炽盛、肝火亢盛、湿热下注等几个证型，徐老根据患者的病史特点，结合多汗、失眠、腰酸及脉象，诊为气阴双亏证，通过补肾益气、安神固涩等中药内服，不仅治好了患者的早泄、阳痿症，而且患者多年的失眠、多汗症状一并治愈。经过1年的随访观察，疗效稳定。本例所以取得较好疗效，首先辨证准确，用药合理；另外，适当配合性教育，缓解患者焦虑急躁的心理，也是重要的因素。

【引自】涂福松，等.男子不育症中医特色疗法.北京：人民军医出版社，2015.

◆ **读案心悟**

刘 天 安 医 案

　　【辨证治则】 此乃气郁血虚，封藏失职。治宜疏肝解郁，佐以养血固精。

　　成某，男，30岁。1994年5月11日初诊。诉婚后4年未育，患者性情善疑多虑，新婚失谐，分居年余，后经亲朋相劝，破镜重圆，但房事早泄不坚，性欲淡漠，小腹拘急不舒，胸闷气短，烦躁失眠，舌质暗红，舌苔薄白，脉象弦细，血清抗精子抗体阳性，精子活动率35%。

【处方】醋柴胡12g，白芍20g，枳壳12g，蛇床子12g，枸杞子15g，鹿角胶12g(烊化)，炒酸枣仁12g，炙甘草6g。

连服26剂，诸症悉减。效不更方，按上方去酸枣仁加当归12g，沙苑子12g，党参15g。继服2个月，早泄痊愈，血清抗精子抗体阴性，精子液化正常，活动率为65%，数月之后，其妻已怀孕。

◆解析

肝为五脏之首，体阴用阳，藏泄结合，刚柔并用，一有拂郁，则诸病生焉。本例患者长期精神忧虑，所欲不遂，气机失调，则见烦躁失眠，小腹拘急，性欲低下，气郁血虚，精无所充，封藏不固，则精子异常，早泄不坚，故宜用四逆散疏肝达木，调理气血，先后加入枸杞子、鹿角胶、蛇床子、当归等药，柔肝养血固精。俾肝气舒，精血充，早泄痊愈而有子。

◆读案心悟

【引自】何清湖，等.男性不育.长沙：湖南科学技术出版社，2011.

第十二章　不射精性不育

不射精症，又称射精不能，是指男子在性交过程中，阴茎能够勃起变硬，能插入阴道，能在阴道内维持勃起及性交一段时间，甚至很长时间，但达不到性欲高潮，无精液射出，或不能在阴道内射精。大多数患者可有遗精，部分患者在手淫状态下可以射精。其发病率是仅次于阳痿、早泄的第三大常见男性性功能障碍症，并有不断上升趋势，且是造成男子不育的原因之一。

不射精的病因病机较为复杂，各种原因导致的精液匮乏、精窍闭阻或精关开合失调，或鼓动无力致使同房时不能正常射精。其证有虚有实，虚实夹杂，主要与心、肝、脾、肾四脏功能失常相关，尤其肝、肾二脏。肝肾气血阴阳失调及痰湿瘀血阻滞精道是本病的主要病机。肾为作强之官，主藏精，兼司射精；肾亏精关开合失度为病机关键。

患者夫妻不和导致情志失畅，肝气郁结，疏泄失常，精关开合不利，影响射精；或恣情纵欲，房劳过度，肾精亏虚，欲射不能；思想无穷，所愿不遂，相火妄动，手淫频繁，耗损肾精；心火亢盛引动相火，下扰精室，精关不利；饮食所伤，内生湿热，湿热下注，客于宗筋，精窍闭阻；情志不调，肝气郁结，疏泄失职，精关不利，甚则阴损及阳，肾阳不足，阳痿不举，亦致射精不能。

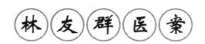

【辨证治则】功能性不射精症。在治疗上采用兴阳化瘀通窍为主。

吴某，男，33岁，已婚。1996年12月6日初诊。诉婚后4年不育，性交不射精。经中西药治疗未见效果。诊见：房事时间达1小时以上仍不射精，无性高潮，常被迫终止房事，事后少腹胀痛不舒，阴茎根部隐痛。舌红，苔白，舌下络脉曲张，脉沉弦。性交后排尿做尿液检查未发现精子。诊断为不射精症。

【辨证】气机不畅，气滞血瘀，瘀阻精窍。

【治法】化瘀通窍，畅达气机。

【处方】赤雄通阳汤：淫羊藿(羊油炙)40g，蛇床子15g，蜈蚣(酒制)3条，路路通10g，石菖蒲10g，穿破石30g，急性子(油炸)1g。

每日1剂，水煎2次后取汁混合，分2次在半饥半饱时温服。疗程2周。

原方服用14剂，诸症消失，性生活正常。精液常规检查结果示精液量4mL，液化时间30分钟，活动率75%，活动力良好，精子计数120×10^9／L。1997年11月其妻正常分娩一男婴。

◆**解析**

方中淫羊藿补肾壮阳，蛇床子温肾助阳，二药合用，益阳气，司开合，达到调节性兴奋的作用；蜈蚣，《医学衷中参西录》云："走窜之力最速……凡气血凝集之处皆能开之"；合穿破石、路路通活血通络，化瘀开窍；石菖蒲利九窍；急性子药性急速，具通窍之力。全方通补兼施，共奏兴阳化瘀通窍之功。精窍通利，精自能泄，从而促进和提高射精功能。

【引自】林友群.赤雄通阳汤治疗功能性不射精症132例疗效观察.新中医，2003，35(9)：16—17.

◆**读案心悟**

黎志远医案

【辨证治则】 证属肝郁瘀阻，下焦湿热未清。治以疏肝化瘀、清利湿热。

张某，男，38岁。自诉结婚12年未育，女方检查无异常，1989年5月在本市某医院做精液检查，精子计数10×10^9/L，活动力差，活动率30％，白细胞（＋＋），经用西药抗感染治疗2个月，又服用中药清热利湿之剂百余剂，精液复查未见明：显改善。症见精神忧郁，头昏胸闷，口苦心烦，夜寐多梦，小便短赤，阴茎常易勃起，同房不能射精，且后感下腹及阴茎胀痛，性情乖僻，两胁刺痛，舌紫暗红，脉沉弦而涩。

名医小传

黎志远，湖北荆门人。1975年毕业于湖北中医学院医疗系。湖北荆门市中医院业务院长。从事中医临床工作25年，擅长治疗内科、妇科，尤长用活血化瘀法治疗疑难杂症。近年来，致力于对肝病、不孕不育等病的临床研究，积累了丰富的临床经验。任《男科理论与临床》一书副主编。

【处方】 当归5g，生地黄15g，赤芍12g，郁金15g，桔梗12g，虎杖12，桃仁12g，黄蘗12g，车前仁12g，枳壳10g，柴胡6g，甘草6g，牛膝25g，黄芪25g，连翘25g，紫花地丁25g。

每日1剂，连服20余剂，诸症好转，射精恢复正常。此后精液复查，精子活动率75％，活动力一般，白细胞少许，改拟益肾化瘀法。以五子衍宗丸合桃红四物汤化裁，治疗2个月，诸症消失，继以大黄䗪虫丸交替服用，调整善后，1992年6月来信，配偶受孕。

◆ 解析

素有肝火气盛，或因情志变化，肝气郁滞，疏达不利，化火炼精为瘀，或因性交时忍

◆ 读案心悟

精不射，而致气血精液阻塞精窍，常见阴茎易勃起，久交而不泄，阳强不倒，烦躁梦遗，阴茎或睾丸作胀或隐痛，精神忧郁，头昏胸闷，口苦心烦，房事后感小腹及阴茎胀痛，舌偏红，脉沉弦涩。治当疏肝化瘀，清利湿热。方选血府逐瘀汤加减。本案疏肝郁，化淤滞，通精窍，从肝论治不育，获效。

【引自】黎志远.从肝论治男性不育症.江西中医药，2000，31（2）：16.

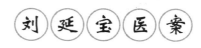

刘延宝医案

【辨证治则】证属肝气不疏，肾阴亏虚。治以疏肝解郁，佐以益肾通精。

金某，26岁。结婚1年，每次同房不能射精，造成妻子不孕。患者曾多处医治，服用中西药物治疗，但疗效欠佳，故来求治。刻诊：心烦易怒，胸胁满闷，善太息，头晕耳鸣，舌质红，苔薄黄，脉弦细。诊为不射精症。

【处方】柴胡15g，路路通15g，党参15g，枸杞子15g，当归15g，熟地黄15g，何首乌15g，菟丝子15g，肉苁蓉15g，白芍25g，枳实12g，香附12g，牡丹皮12g，黄檗12g，知母12g，川芎10g，王不留行10g，郁金12g，薄荷6g，牛膝10g，蜈蚣3条。

上方连服6剂后，患者胸闷与心烦易怒大减，同房时可射出少量精液，继服上方加减10余剂，同房正常射精，1年后随访，其妻已怀孕。

◆ 解析

刘老通过临床观察，发现本症患者每于情志失调，肝失调达，疏泄不及，肝郁血虚，精

◆ 读案心悟

少不泄，则精门不启，而致不能射精。总而言之，与肝气不疏有显著关系。故在临床治疗过程中多从肝而治，以疏肝解郁，佐以益肾通精为治疗原则。

本例以柴胡疏肝散为主加减，柴胡、香附、枳实、郁金、薄荷、白芍疏肝解郁；当归、菟丝子、熟地黄养血益肾填精；路路通、川芎、蜈蚣活络通精，引精下行，以利精液排出。诸药合用，共同起到了疏肝解郁、益肾通精之功，临症时随症加减用药，其临床效果更加满意。

【引自】刘延宝.疏肝解郁法治疗不射精症45例体会.中国中医药信息杂志，1996，3(12)：35.

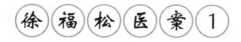

徐福松医案 1

【辨证治则】证为肝气郁结，疏泄失司。治以疏肝理气，活血通经为法。

刘某，男，27岁。2005年10月7日初诊。主诉：婚后5年未育，夫妻同房不射精。患者自诉性欲正常，勃起坚挺，行房不射精，每因女方满足后体力不支而中断，阴茎随即痿软，其后有少量精液滑出。夫妻感情一般，性生活频率1～2次／月。体检：男性体征，包皮过长，阴茎长度正常，睾丸发育正常，附睾、精索、输精管均可扪及，无精索静脉曲张。性激素检测均在正常范围。超声示：前列腺、精囊腺正常，左侧附睾囊肿。自诉平时体健，无口干，无腰酸，二便调，纳谷香，夜寐安，舌红、苔薄白，脉细。

【处方】川牛膝10g，石菖蒲3g，牡蛎(先煎)20g，王不留行15g，广地龙10g，路路通10g，桔梗5g，柴胡10g，生地黄10g，赤白芍(各)10g，潼白蒺藜(各)10g，广郁金10g。

每日1剂，早晚饭后2小时分2次服药。并嘱尽早行包皮环切术。

上方连服1个月，服药期间同房4次，不射精，约20分钟自行中断而痿，凌晨发现有精液滑出。苔脉同前。

再次体检：见包皮多枚疣样赘生物，醋酸白试验阳性。追述病史，患者云其配偶4个月前确诊尖锐湿疣，其后采取阴茎外涂药物进行行房。遂立即行包皮环切术，并停药1个月。

术后33天三诊：尚无行房，但晨勃明显，且有1次梦遗。证属瘀血阻于精室。遂予活血通窍为主，佐以养精生精。方用加味红白皂龙汤加味。

【处方】红花10g，白毛夏枯草10g，皂角刺10g，干地龙10g，炮甲片(先煎)5g，路路通10g，王不留行20g，石菖蒲5g，川牛膝10g，通草10g，橘络、核各10g。

另，配服养精胶囊，每次5粒，每日3次。

服药7剂后行房，无射精感，自行中断后避孕套中见到少量精液。原方加制淫羊藿15g。又服8剂后，行房射精。其后连续行房3次，均射精。遂以养精胶囊继服巩固，电话随访，性功能正常，妻子已经怀孕。

◆ 解析

红白皂龙汤系浙江名老中医宗敦义所创，原治瘀热无精。此处加用理气活血通络之品，以增"通精窍"之力度，同时伍用阴阳双补、活血通络之"养精胶囊"，以促精囊分泌，增加精囊内压，加大射精管后方冲击力。如此一"通"一"冲"，毕其功于一役，顺势而下，乃能射精。

【引自】涂福松.涂福松男科医案选.北京：人民卫生出版社，2011.

◆ 读案心悟

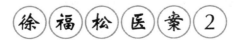

【辨证治则】肝肾不足，精血生化乏源，上为脑海不足，下为同房时不

射精。今以先拟滋阴益肾，然后再拟安神填精。

许某，36岁，已婚。1981年3月2日初诊。婚后8年未育。患者于1973年结婚，婚后性生活正常。阴茎勃起较坚，房事时间达10余分钟，但不射精，经多方治疗未效。女方妇科检查正常。患者1964年起在化纤厂工作，因接触二硫化碳，渐渐失眠。1975年起患高血压，伴血脂偏高，神经衰弱。刻诊：神疲乏力，头晕，耳鸣，不耐劳作，夜寐失眠，同房时不射精，舌淡红，苔薄白，脉细弦。

【处方】大补阴丸加减。生地黄、熟地黄各10g，鳖甲15g，龟甲15g，知母6g，黄檗10g，土鳖虫6g，牡丹皮6g，牛膝10g。

3月16日复诊：上药连服半个月，血压渐平，头晕耳鸣减轻，同房时仍不射精，舌脉同前，再从前治。原方加菊花6g，枸杞子10g，沙苑子10g，车前子(包)10g。

1981年10月间偶遇，乃知复诊后服至第7天，同房即能射精，后则每次同房均能射精，后其妻妊娠。

◆ 解析

此案不射精症乃先有化学毒物接触史，伤及真元，婚后不射精，复加工作繁忙，又患高血压、高脂血症，头晕、耳鸣、夜寐不安，均有肝肾不足之征兆。服用大补阴丸合平肝通利之品，不月而愈，实速效也。前贤之谓"夫精者肾中之脂膏也"(徐灵胎)，"营气之粹者，化而为精，聚于命门"(龚居正)不可忽也。凡治不射精症之肝肾不足者，补肾填精当为先也。

◆ 读案心悟

【引自】涂福松.涂福松男科医案选.北京：人民卫生出版社，2011.

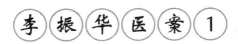

李振华医案 ①

【辨证治则】此为肾阴亏虚，关窍闭塞，治宜壮水制阳、滋肾通关。

曾某，男，36岁。结婚12年未育，婚后每次同房都阳强不排精，性欲强，曾用中药及西药（麻黄素、左旋多巴、新斯的明等）治疗，均未收效。询知婚前有手淫史，婚后性欲旺盛，同房时间长，阳举不痿，房事后浑身乏力。近年来头晕，左耳如蝉鸣，心烦失眠，牙根红，常出血，形体较瘦，渐见秃顶，尿黄，便结；舌红少苔，脉细数，查阴茎睾丸发育正常。

【处方】三虫通精汤：水蛭6g，蜈蚣1条，地龙12g，菟丝子15g，熟地黄15g，路路通15g，肉苁蓉12g，枸杞子12g，龟甲15g，知母6g，黄檗9g，柴胡3g。

每日1剂，水煎，分2次服，连续服药，不能间断，直至射精。服药期间停用其他中西药，多同房，禁烟酒。

服药28剂后，症状减轻，性交时间缩短，性交10分钟左右即阳痿，但无排精，去知母、龟甲，改黄檗3g，又进42剂，诸症悉除，有射精，37岁得子。

◆解析

不射精属中医学"无子"范畴。肾藏精，主生殖，肾之开合正常则精液藏泄有度；肝主宗筋，肝的疏泄功能与精液藏泄关系密切，又因肝藏血，肾藏精，精血同源，相互滋生，因此不射精责之肝肾，肝肾失调，精关不开，精窍阻塞，致精射不出。三虫通精汤立意取水蛭、蜈蚣、地龙善窜之性，有"通水道""通利血脉及九窍"之功，疏通精关，以治不射精之标，又选用菟丝子、熟地黄、肉苁蓉、枸杞子补肾助阳、填精补髓之品，既滋补元阴，又振奋元阳，而使阴充阳

◆读案心悟

足，水火相济，精关自开而治其本，配用柴胡、路路通疏肝解郁，使宗筋调节有制，共达肝肾同治，精关开合有常而收效。

【引自】何清湖.男科病·名家医案·妙方解析.北京：人民军医出版社，2007.

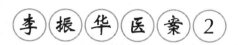

李 振 华 医 案 ②

【辨证治则】禀赋薄弱，房事不节，手淫过度，导致不射精症。在治疗上采用养血益气，活血通络组方用药。

刘某，男，25岁。1987年9月23日就诊。患者婚前手淫无度。结婚3年，性交不射精，无快感，性交时间约1小时，阴茎仍勃起不痿，腰痛酸软，头晕耳鸣，舌质紫暗，苔薄白，脉沉细。

【处方】枸杞子30g，菟丝子30g，何首乌30g，桑寄生30g，当归30g，牛膝30g，肉苁蓉15g，王不留行15g，山茱萸15g，杜仲15g，穿山甲10g，续断15g，狗脊15g，骨碎补15g，路路通15g。

水煎服，每日1剂，分早、晚2次服。服1剂，性交能射少量精液，稍有快感。共服12剂，性交正常射精，诸症消除。随访1年，其妻已生子。

◆解析

血能化精，精血同源，血是精的物质基础，精乃由血所化生。血液充盈调和则精液盈满畅通，血瘀则精道精无所化，精出不畅。瘀去道通，则精自生，精自调。又肾藏精，主生殖，只宜固藏，不宜泄露。若久病失养，致耗伤精气，精子产生过少，故治精必补肾。方中用枸杞子、菟丝子、何首乌、肉苁蓉、桑寄生、山茱萸、杜仲补肾填精；当归、牛膝、穿

◆读案心悟

山甲、王不留行养血活血，化瘀通络。诸药合用，共奏活血络、通精道、生精血的作用，能促进精子生成，加快精子运动，促使排精畅快。临床灵活加减运用，疗效尚佳。

【引自】贾玉森.男科病名家经验录.北京：中国中医药出版社，2014.

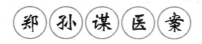

【辨证治则】辨证为肝肾阴虚，相火妄动。治宜滋肾养肝，少佐化阴清热。

林某，男，35岁。1975年12月28日来信求医。主诉：结婚四载，未曾生育，性交时阴茎易勃起而不能射精，但是偶有梦遗。经当地医院检查生殖系统及前列腺均正常，唇赤，舌红少苔，脉细尺弱，过去有迁延性肝炎病史。

【处方】一贯煎合甘露饮化裁。生地黄、熟地黄各12g，白沙参、麦冬、川楝子、甘枸杞子、干枇叶、川石斛、建莲须各9g，当归身、黄芩各6g，盐枳壳5g。

1976年4月7日来信述，常服上处方后，阴茎勃起程度有减，性交时举而坚，仍不能射精，舌质红，边有瘀点及齿痕，苔薄中黄。治疗在前法基础上加以益气养阴，疏肝解郁。

【处方】生、熟地黄各24g，盐知母、盐黄檗各18g，沙参12g，麦冬、牡丹皮、建莲须、车前子(布包)、北沙苑子(布包)各9g，银柴胡5g，五味子、盐枳壳各3g。

1976年7月18日来信述，服上处方10剂后，多次性交均能射精，舌尖稍赤，苔薄黄，脉弦尺脉仍弱。前法既已中鹄，自不改弦易辙。

【处方】生、熟地黄各24g，盐知母、盐黄檗各18g，明玉竹15g，麦

郑孙谋医案

名医小传

郑孙谋，字仲权，18岁悬壶故里，其家族四世业医，医术高明，妙手回春，医德高尚，闻名遐迩。1996年郑孙谋被确定为全国老中医药专家学术经验继承指导老师，并确定了他的两名继承人——其女郑婉如及江映红医师。如今郑老虽已辞世，而他精湛的医术，在其女郑婉如和江映红身上传承流芳，造福世人。

196

冬、牡丹皮、栀子、杭白芍各9g，银柴胡5g，五味子3g，川石菖蒲（后入）2g。

1976年11月11日来信报喜，其爱人已怀孕数月。

◆ 解析

郑孙谋主任医师诊治不射精症心法以一贯煎合甘露饮化裁。郑老临证认为，本例患者宿患肝病，湿热自盛，肝阴耗损，必然下及肾阴，以乙癸同源论。肝体阴而用阳，阴液既亏，阳气乃奋，故阳强易举；肝用不调，则疏泄之功偏废，肾阴不足则施舍之官失司，是以阴茎勃起而不能射精；阴虚者阳必盛，相火妄动，偶见梦遗，亦可知精液尚满，关节不通而已，考虑到肝之脉络循少腹、绕阴器、入毛中，是本病与肝的关系至为密切；况且肝主疏泄，若功能正常，气机调畅，则关门自然而通。故初用一贯煎合甘露饮在于壮水以制阳，服药历三月余而阴茎挺举程度已有减轻，再投生脉散以养阴，知母、黄檗以滋肾，牡丹皮、柴胡以泄肝，沙苑子、生地黄、熟地黄、莲须以益精，车前子以利窍。药贱功专，仅服10剂而获效。

【引自】吴忠廉，等.不孕不育效验方.北京：人民军医出版社，2015.

◆ 读案心悟

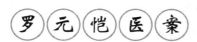

罗元恺医案

【辨证治则】证为肾精不足，冲脉受阻，当泄不泄，故不能排精。治法以先养阴益精，继佐以温行通络。

张某，28岁。1983年12月15日初诊。主诉：结婚1年，性交时不能射精，而同房后却会遗精，平时每半月左右亦会遗精一次，且性欲不强，余无不适。曾在当地医院服用过中药及注射丙酸睾酮无效。诊查：舌质稍红，脉弦细。

【处方】金樱子30g，菟丝子、牛膝各26g，生地黄、女贞子、白芍、钩藤各20g，广地龙15g，石菖蒲9g，甘草6g。

上方服15剂，性欲有所增进，但仍未能射精，再服15剂。

3月7日二诊：上药共服用30剂，自诉服药后精神体力较好，遗精证候已无，性功能比较正常，但仍未能射精。查其舌已不甚红，脉仍弦细。仍守上法，稍加温补肾阳之品，并增强通窍走窜之药。

【处方】生地黄、菟丝子、牛膝、钩藤各20g，石菖蒲16g，白芍、枸杞子各15g，王不留行、木通各12g，路路通10g，甘草、桂枝各6g，麝香0.1g(冲服)。

嘱服30剂。服至26剂后，同房便能排精。其妻已于1984年秋怀孕，1985年产下一女婴，身体健康。

◆解析

本例因遗精、不能正常射精而致不育。罗老根据舌质红，脉弦细，性欲不强等，辨证为肾精不足，冲脉受阻，治疗上以益肾养阴为主，使用大量益肾补精之品，佐以活血通下窍之牛膝、石菖蒲、广地龙，使肾精得补，冲脉通畅，特别是王不留行、路路通、木通、麝香的使用，更增强了疗效。钩藤一味本为平肝安神之品，虽非主药，但有促进排精之作用，配伍而用，前后共服用56剂而收效。

【引自】高新彦，等.古今名医男科医案赏析.北京：人民军医出版社，2008.

◆读案心悟

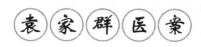

【辨证治则】患者舌质红，苔薄黄，脉弦数均为肝气郁结、肝郁化火之象。治宜通塞并用，即填肾精的同时佐以清肝泻火。

赵某，男，29岁。1984年5月20日初诊。既往有手淫及遗精史10余年，1981年7月结婚，婚后3年未育，夫妻双方经多次医院检查未发现生理异常。追问其病史，婚后3年来，每逢性生活时精液不能排出，事后遗精却更为频繁，致妻子不能受孕。日久对性生活淡漠、厌恶，造成夫妻感情不和，曾多次经中西医结合诊疗，口服补肾填精中药，注射睾酮等西药，均未见效。查体：外生殖器发育正常。实验室检查：精子量、质、数、活动力均正常，舌质红，苔薄黄，脉弦数。辨证分析：一方面，患者平素遗精频繁，精关不固，封藏失职，肾精亏虚，开合失司，当泄不泄，性生活时不能排精；另一方面，久不排精，致性欲淡漠，夫妻不和，则情志抑郁，肝气不舒，厥阴气结，致阳举持久，而令阴部坠胀，不能排精，故而不育。诊断为不育症（不射精症）。

【处方】生地黄、熟地黄、巴戟天各30g，锁阳、金樱子各20g，鸡内金、琥珀、何首乌、柴胡、石菖蒲各15g，乌药、龙胆草、黄檗、甘草各10g。10剂，每日1剂，水煎服。

二诊：患者自述服药后遗精次数减少，性生活时已有排精，但射精无力。继以原方10剂。

三诊：1个月后，诉其近半月已无遗精，性生活排精顺利，夫妻生活较满意，仍以原方10剂。

四诊：2周后，患者情绪乐观，述同房时排精正常，夫妻关系和好，嘱其停药，半年后电话告之其妻已怀孕。

◆ **解析**

本例患者由于平素抑郁不得伸张，致使情

◆ **读案心悟**

志不舒，肝气郁而化火，则更加剧病情，其遗精频繁，有损肾精。由于遗精频繁，肾精损耗尤甚，袁老认为，非填精补肾不可，再加封关锁精之品，则其症自愈。

【引自】沈元良.名老中医话男科疾病.北京：金盾出版社，2012.

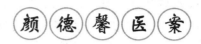

【辨证治则】本例为先天不足，肝气失和不射精案。故应施予益气活血，少佐疏肝充阳。

李某，男，38岁。患者平素体健，患性功能缺陷，无性要求，亦不排精，结婚11年无生育。检查精子计数值、形态均正常，遍用中西药物罔效，已失去信心，经爱人及众亲友说服而来就诊。

初诊：壮年体健，寡言少笑。脉沉涩，舌紫苔薄腻。肝郁形之于神，气结血瘀，影响性功能。

【处方】化瘀赞育汤：紫石英(先煎)30g，蛇床子9g，韭菜子9g，柴胡4.5g，枳壳4.5g，桔梗4.5g，牛膝4.5g，当归6g，生地黄12g，红花9g，桃仁9g，生甘草3g，川芎2.4g，赤芍9g。7剂。

二诊：药来性情较活跃，再服前方7剂。服第二次7剂即排精，续服前方30剂而停药。第二年得一男婴。

◆解析

颜老特别指出，青壮年患肾亏，鲜有以温肾补阳而获效，肾气有余，本自气脉常通，肝气失和，脉道不利，症状多有神志和性情异常。本病案前医重用参茸、睾丸素、促性腺激素等，实其所实，淤滞胶结，气失流畅，是没

◆读案心悟

男性不育症 名医验案解析

有掌握七损八益之道，反使病势越锢越甚。上方拨乱反正，气通血活，一方不仅还其健康，并使其得一子。

【引自】吴大真，等.名中医男科绝技良方.北京：科学技术文献出版社，2008.

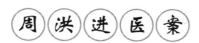

周洪进医案

【辨证治则】此患者因父母早亡，弟兄不和而忧愁伤肝，以致肝郁气结，瘀阻精道。其治疗方法以解郁疏肝为主，少佐活血通络。

詹某，男，36岁。结婚8年不育，自述婚前因父母早亡，弟兄不和而情志不畅，抑郁不乐，婚后性交时阴茎能强举持久，但从未射过精液。平时自感头昏头胀、胸胁满闷，少腹刺痛，曾经针灸、电疗、内服参茸丸、保真丸、大补阴丸及注射胎盘组织液、绒毛激素等，均未见效。诊见：舌质紫暗，苔薄微腻，脉沉而涩。精液检查：精子形态及数值均正常。

【辨证】肝郁血瘀、精道受阻不育。

【治法】疏肝解郁，化瘀通络。

【处方】生地黄15g，赤芍药15g，当归15g，川芎9g，桃仁15g，红花9g，莪术12g，枳壳12g，柴胡12g，怀牛膝9g，紫石英15g，蛇床子12g，韭菜子9g，石菖蒲15g，路路通9g。

水煎，每日1剂，分2次服用。药进12剂，症状明显减轻，能射少量精液，继以《广嗣秘方》庆丁百子丸：

【处方】熟地黄240g，当归120g，白芍药90g，川芎45g，丹参90g，益母草120g，香附120g，牡丹皮30g，山萸肉120g，茯苓90g，酸枣仁90g，薏苡仁90g，北五味子30g，白芥子30g，黄连15g，肉桂15g。

蜜制为丸，早、晚各5g，盐水冲下。服30天，诸症痊愈，青春焕发，夫妻和睦。当年年底，其妻怀孕，后生一男婴。

◆ 解析

肝者，藏血之脏，体阴而用阳，性喜条达而恶抑郁。本案加之药石杂投，实其所实，虚其所虚，导致病势越陷越深。故以血府逐瘀汤去桔梗、甘草，以化瘀通络，"疏其气血，令其条达，而致和平。"又加蛇床子、韭菜子、紫石英温振阳道；石菖蒲、路路通、莪术利窍通络。后又以《广嗣秘方》之庆丁百子丸补肝肾，养精血，终痊愈。

【引自】吴忠廉，等.不孕不育效验方.北京：人民军医出版社，2015.

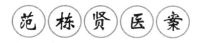

范栋贤医案

【辨证治则】证属阴虚火旺，治以滋阴降火、通关开窍之法。

李某，男，35岁。1999年3月24日初诊。结婚12年，新婚夜性交正遇射精时，闹房人大喊，因此射精中断，致使12年同房从无射精，女方一直未孕，时有梦遗，屡治不效。诊见：面色暗滞，精神不振，舌红，苔薄黄，脉弦长。查阴茎、睾丸、阴囊、包皮均属正常，2次性交后小便镜检均无精子。

【处方】射精汤。知母12g，黄檗8g，麻黄6g，石菖蒲12g，生地黄10g，龟甲、鳖甲、熟地黄各15g。

每日1剂，水煎服。同时，性交前用麻黄适量泡茶饮。并配合自编性知识指导，即性激发训练、性兴奋训练、性高潮训练三步训练法和心理疏导。

2周后，性交时能流出少许精液，阴茎胀痛，6天后同房1次射精成功，并有明显快感及射精动作，随访半年完全正常，其妻已孕2个月。

◆ 解析

正常射精动作的完成有赖于交感、副交感神经的正常调节，特别是附睾、输精管、精囊腺、前列腺及膀胱内括约肌、会阴部肌肉的有效收缩及膀胱外括约肌的有节律松弛，才能使后尿道内精液经尿道外口喷出而完成射精。生麻黄性温味辛，发散宣通，能通利九窍，其有效成分麻黄碱具有肾上腺样作用，能直接激动a和b受体，兴奋射精中枢并促使交感神经节后纤维释放儿茶酚胺，增强精路平滑肌的收缩而有利于射精。知母、黄檗、熟地黄养阴清火，石菖蒲交通心肾、开关通窍，辅助麻黄完成射精功能。

【引自】吴大真，等.名中医男科绝技良方.北京：科学技术出版社，2008.

◆ 读案心悟

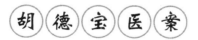

胡德宝医案

【辨证治则】病属肾阴亏耗，肾阳虚弱，痰瘀阻滞精窍。法当补肾化瘀开窍。

方某，男，27岁。1990年4月21日初诊。结婚两年未育，同房不射精，睡中有遗泄。婚前有手淫史。刻下常觉腰膝酸软，周身倦怠。舌苔薄白、边有齿痕，舌质暗，有瘀斑，脉沉细。

【处方】地黄饮子加减：熟地黄、山茱萸、枸杞子、肉苁蓉、巴戟天各10g，肉桂5g，石斛、远志、石菖蒲、川牛膝、路路通、炮穿山甲各10g。

水煎服，7剂后，同房有精液流出，射精感不强，药证吻合，继服14剂后已完全能射精。翌年6月来告，其妻已孕4个月。

◆ 解析

本案为安徽中医学院教授、主任医师胡德宝治疗不射精验案之一。

《景岳全书》曰："夫妻子之病……有精冷精清，或临事不坚，坚即流而不射……是皆精气不足者也。"隋·巢元方在《诸病源候论》中指出："丈夫无子者……精射不出，但聚于阴头，亦无子。"此症是为肾之阴阳精气两虚，并兼痰瘀阻窍，而使精关不开的虚实夹杂证。胡老采用标本同治，投以阴阳双补、化痰开窍、活血化瘀、通精开关之品。方中熟地黄、山茱萸、枸杞子、肉苁蓉、巴戟天、肉桂、石斛滋补肾之阴阳精气；远志、石菖蒲化痰开窍；川牛膝、路路通、炮穿山甲活血化瘀、通精开窍，诸药同用，则使肾阳振、肾精充、气机畅、痰瘀化、精关开、精窍通、精乃泄。药证相符，不仅精闭之证霍然而愈，而且喜得贵子。此为运用金元四大家之一刘完素地黄饮子加减治疗不射精导致不育症的验案。胡老古方新用，别有创意。

【引自】 吴大真，等.名中医男科绝技良方.北京：科学技术出版社，2008.

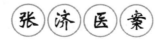

张 济 医 案

【辨证治则】 此属气滞血瘀，精血阻窍，治宜疏肝理气、活血通窍。

张某，男，31岁。1986年9月8日初诊。同房不能射精已年余。初婚时为图欢快，忍精不泄，久之阳事易举，勃起坚硬，色如紫茄，行房持续1小时不能射精，无性快感，出炉始软，事后阴部胀痛不适，时有遗精。平素伴有性情急躁，舌色紫暗，脉弦。

【处方】血府逐瘀汤加减化裁：柴胡、红花、穿山甲、川芎各15g，枳壳、牛膝、桃仁、当归尾、赤芍、王不留行、肉苁蓉各20g。

药进6剂能射精少许，为增强疏通肝脉，畅达宗筋之力，上方加蜈蚣2条，九香虫15g，疗效倍增，先后共进14剂，射精畅快，病获全治。

◆ 解析

本案为吉林省长岭县中医院张济治疗不射精验案之一。男科疾病，当辨虚实。由于经络绕行，肝肾同源，故性事、精病皆与肝脉相关。肝为阳脏，喜疏泄，内寄相火，体阴而用阳，易生实变，每致阳讯内扰，精窍失司。因此，泄肝之实，实为治疗性功能障碍的重要治则之一。方中穿山甲、蜈蚣、九香虫药及血肉有情之品，意在疏通肝脉，畅行宗筋，引经通络，直达病所，临证用之，得心应手，效如桴鼓。

【引自】张济.从肝论治男科病验案举隅.吉林中医药，1990(5)：16.

◆ 读案心悟

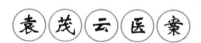

【辨证治则】本例患者婚前手淫频作，时作强忍射精，戕伐太过，以致肝肾阴亏，败精阻窍。以活血化瘀、疏肝通窍为治。

陈某，男，28岁。婚后2年不育而求诊。婚后2年同房从未射精。每当房事欲达高潮时自感阴茎涩痛难忍而自行萎软，入睡后则梦中自遗，多方求治而无效，已危及夫妇关系。头昏眼花，腰膝酸软，心情抑郁不欢，详询病史得知患者婚前手淫频作，为图一时之快，时而作强忍射精。以至于手淫要达到一定的频率强度方能射精，阅其以往所服药物有为补肾滋阴，有为清利通窍而均无效，观其病容，面色晦暗，寡郁不欢，唇舌暗，脉弦细涩。

【处方】桃仁10g，红花6g，川芎、当归各10g，丹参30g，路路通10g，穿山甲6g，柴胡10g，赤芍、白芍、郁金各15g，王不留行10g，黄芪25g。14剂。

药后患者欣喜地告知，当服完第10剂时，同房欲达高潮，虽有疼痛但以往射精样快感已现，事毕后发现排精液夹有少量血丝，夫妇均欣喜不已，第2～3日均为如此，而疼痛已明显缓解，求诊时要求守方再服以巩固疗效。遂在上方基础上稍有出入，继续服用，另加六味地黄丸，间断性服用氟哌酸，后未再诊，时隔5个月余，患者前来告知其爱人经检查已受孕2个月余。

名医小传

袁茂云，中医科主任医师，擅长用活血化瘀法治疗男性免疫性不育、男性性功能障碍等疾病。从事中医临床与教学工作30余载，开设男性性功能障碍专科门诊10余年，在中医治疗方面有独特见解和丰富临床经验。

◆ 解析

患者婚后久不射精，治而不效，情志抑郁，肝失疏泄，气血运行不畅，导致瘀血产生。患者病理上以精瘀与血瘀二者相兼，故而治疗上以活血化瘀为主，佐以疏肝通窍，收到事半功倍的效果。取效后考虑患者以往肾阴耗损，精失过度，遂以六味地黄丸调理善后。

【引自】袁茂云.活血化瘀法治疗男性病举隅.辽宁中医杂志，2004(1)：57.

◆ 读案心悟

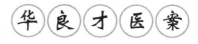

华良才医案

【辨证治则】本患者欲盛强忍，所欲不遂，肝郁气滞，精关不开。拟先

采用疏肝理气、少佐通利精窍。

　　万某，男，26岁。1987年4月5日初诊。婚后3年不育。初婚时因怕怀孕忍精不射，久之不能射精。性情急躁易怒，阳事易举，行房可持续30分钟以上，不能射精，无性高潮，同房后阴部憋胀不适，舌质暗淡，脉弦滑。此乃欲射强忍，致情志不遂，肝郁气滞。

　　【处方】柴胡5g，白芍12g，枳实10g，车前子15g，王不留行16g，急性子16g，路路通10g，炮山甲10g，露蜂房10g，沉香3g。

　　水煎服。服7剂效果不明显。

　　二诊：上方加蜈蚣2条，牛膝20g，石菖蒲、远志各6g，7剂后，可射精少许，但无快感，继服7剂，射精畅快，性感满意，射精正常。

◆**解析**

　　肝主筋，阴茎为宗筋之会。肝性喜条达，除疏泄气血外，还有疏泄精液之功。陈士铎在《辨证录》中云："血藏肝中，精函肾内，若肝气不升，则精不能泄。"方选柴胡、枳实、白芍疏肝理气；蜈蚣活血通络；沉香疏肝开郁；车前子、王不留行、炮山甲通利精窍，佐石菖蒲、远志安神定魂。使肝气畅达，心神安宁，则精关开启有度。

　　【引自】高新彦，等.古今名医男科医案赏析.北京：人民军医出版社，2008.

◆**读案心悟**

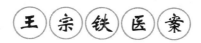

王宗铁医案

　　【辨证治则】患者气机阻滞，瘀塞精窍，故精液不能溢泄而成本症。法宜疏肝化痰，佐以通利精窍。

尚某，男，30岁。1987年4月12日就诊。婚后3年因性交时不射精而无子，经中西医多番治疗，而病无好转。形体胖，喜食肥甘，素情志抑郁，常头晕失眠，性欲日减，舌质淡红，苔白厚腻，两脉沉滑。此乃肝气不畅，疏泄失常，聚湿生痰，阻遏宗筋，流注精道。

【处方】柴胡6g，郁金6g，制香附10g，茯苓20g，半夏10g，陈皮10g，广木香6g，焦山楂20g，王不留行10g，路路通10g，白芥子20g，穿山甲10g。

服上药15剂，性交时有少量精液射出而且有快感，故性欲增强，嘱其守方服药2个月，注意清淡饮食，怡情放怀。4个月后来函称谢，言其爱人已有身孕。

◆ 解析

◆ 读案心悟

肝主筋，司疏泄，为泄精之枢纽，肝气不畅，则气机阻滞，聚湿生痰，闭塞精路。方以柴胡、郁金、木香、香附等疏肝理气，气行则痰消，又以白芥子、半夏、茯苓等祛湿邪、化痰浊，复以王不留行、路路通、穿山甲通关开窍。药分三路而治归一途，故获痊愈。

【引自】高新彦，等.古今名医男科医案赏析.北京：人民军医出版社，2008.

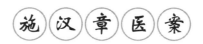

施汉章医案

【辨证治则】施老治不射精性不育，在补肾阳的同时，还注重通利精窍，启关开闭，标本兼治，屡获奇效。

杨某，男，35岁。1994年4月1日初诊。自婚后9年无子，原因为不射精。但性生活正常，有遗精。曾在各大医院及专科医院诊治。检查：输精管通畅，睾丸大小正常，副睾无结节，前列腺无炎症，阴茎外观正常。口服过各种中成药及西药无效，也曾口服汤药，观其方多用滋阴清热、交通心肾、活血化瘀、补中益气、益肾填精等治疗。因多年治疗无效，患者对求子已无希望，后听说施老医术，慕名前来一试。症见腰膝酸软，小便清长，大便溏软，食少纳呆，少腹冷胀。舌苔薄白，脉沉细。外阴检查正常。

【辨证】肾阳虚衰，精窍不开。

【治法】温补肾阳，通窍开关。

【处方】肉苁蓉20g，鹿角胶(烊冲)10g，蛇床子10g，当归10g，菟丝子10g，炙马钱子(分冲)0.2g，冰片(分冲)0.1g，黄芪10g。药7剂，每日1剂。

二诊：自诉同房时有过一次射精，但快感不明显，苔薄白，脉沉细。上述诸症仍存，乃肾阳不足，于上方加补骨脂20g。7剂，同前服。

三诊：性生活已能射精，除稍觉腹胀外，上述诸症已消，苔薄白，质微红，脉缓。上方加木香继服。药后诉病已痊愈，射精正常，2个月后随访，谓妻已有孕。

◆ **解析**

本案为肾阳不足，虽也用过益肾填精之品，但药不专一，故收效不大。而施老在方中用肉苁蓉、鹿角胶、蛇床子、菟丝子等大量补肾益阳之品，当归养血补血，黄芪补气健脾、培补中土，以后天养先天不足。施老认为在治疗此病时，通利精窍之品不可或缺，故于方中用冰片0.1g，以通关开窍，炙马钱子可以缓解拘挛。如此合方，共奏补肾壮阳、通利精窍之功。治疗中还特别强调患者要注意调节情志，节房事，禁手淫，戒烟酒，以防伤精耗气。治疗后要注意巩固疗效。

◆ **读案心悟**

【引自】贺兴东，翁维良，姚乃礼.名老中医典型医案集·外伤科分册.北京：人民卫生出版社，2014.

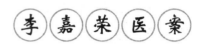

【辨证治则】 证为肝郁瘀热，精道受阻而致房事不射精、不育。先拟疏肝郁，然后再拟通精窍。

何某，男，27岁。1986年3月12日初诊。自诉婚后4年，房事不射精而未育。症见体质素壮，婚后至今在房事中从未有过射精感，但常有梦遗射精不能自控的现象。在港将梦遗的精液检验：精子计数30×10^9/L，活动率15%，活动力极弱。经多方医治无效。近半年来经常失眠、多梦，头昏脑涨，胸胁不适，时有阴茎中胀痛，尤其是房事或梦遗后更甚。舌质红，苔黄腻，舌边有瘀点。经外科检查，诊断为前列腺炎。治疗投以小柴胡汤加减。

【处方】 柴胡12g，黄芩15g，半夏12g，党参20g，炙甘草6g，生姜3片，大枣12g，蜈蚣3条，路路通12g，牛膝15g，制马钱子(冲服)0.3g。

服药1个疗程(14日)后，试行房事，结果有效。3个疗程后，房事射精正常。精液常规化验：精子计数120×10^9/L，活动率90%，活动力良好，液化正常。同年11月其妻怀孕。

◆ 解析

男子房事不射精、不育症的临床治疗，有从肾精立论辨证施治而取效者；有从脾肾立论，精血同源，中西医结合而取效者；有从肝、脾、肾立论，三脏同治，针药结合而取效者；有从精瘀立论，运用活血、化瘀，通精而取效者。此运用小柴胡汤治疗，从郁证入手，立论于肝，着眼于瘀血，立法于和解枢初。

柴胡是疏肝郁、调气血、和阴阳之妙药；

◆ 读案心悟

黄芩清泄里热；半夏和胃宽中，配伍柴胡、黄
芩以转枢机而通达上下，畅中焦而调气血之升
降出入，和解表里而司开阖；党参、炙甘草扶
植正气，补中焦而运四旁，使瘀热自去，则湿
化精通；生姜、大枣调和营卫；蜈蚣、牛膝、
制马钱子解痉化瘀通精，走窜经络，诸药相
伍，使肝血得以疏泄，肾精得以输布，郁瘀之
精道得以通泄，则瘀热去、精道通、阴阳和，
故有子。

【引自】李嘉荣.小柴胡汤加减治疗男性房事不射精、不育症的临床研
究.中医药研究，1991，(1)：49－51.

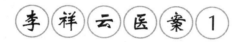

【辨证治则】肾虚导致精道瘀阻不通，产生不射精案。治拟活血化瘀、
补肾通精之法。

苏某，男，36岁。1986年7月19日初诊。诉结婚11年不育，婚后至今房事
不射精。性欲与阴茎勃起均属正常，仅房事不射精，亦无性欲高潮。房事后
阴茎不能马上软缩，有时则遗精自泄。平时感形寒，有时少腹疼痛，房事后
腹痛略加剧，舌苔薄，脉细。此乃瘀阻于内，精道不畅，肾虚精无力射出。

【处方】丹参15g，当归9g，穿山甲12g，路路通9g，牛膝12g，石菖蒲
9g，淫羊藿12g，巴戟天9g，桔梗4.5g，肉苁蓉9g，山茱萸9g，熟地黄12g，生
地黄12g，麦冬9g，锁阳9g。

水煎服，每日1剂。嘱服药期间忌房事，忌食辛辣之物。服药14剂后，
自觉腹痛减轻，同房已能射精，但射精时略有火辣感。精液常规化验：量
1.5mL，精子计数$30 \times 10^9 / L$，形态正常，活动力差。

复诊时，见苔腻微黄，乃于原方去熟地黄、生地黄、肉苁蓉，加知母
9g，黄檗9g，又服14剂，药后诸恙已除，且每次同房均能射精，9月5日复查
精液常规，精子计数上升至$49 \times 10^9 / L$。1987年1月，患者来信告之其妻已经
怀孕。

◆ 解析

◆ 读案心悟

患者婚后11年从未射精，少腹疼痛，房事后其痛略加重，此系精道瘀阻不通之故，故药用丹参、当归、穿山甲等活血化瘀、通精道，桔梗、石菖蒲开精窍；患者有性要求，但精射不出，此乃肾虚所致，故用巴戟天、锁阳等温阳之药，补肾而不燥，配以山茱萸、生地黄、熟地黄等补肾助阳，使阴生而阳长。诸药如此相伍，肾虚得补，瘀消道畅，故获全功。

【引自】高新彦，等.古今名医男科医案赏析.北京：人民军医出版社，2008.

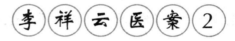

李祥云医案 2

【辨证治则】肾亏瘀阻、精道不通导致不射精案。治以补肾益精，活血化瘀。

凌某，男，31岁。1988年5月31日初诊。婚后房事从不射精，至今两年余未育。阴茎虽能勃起，但举而不坚，经常头昏，神疲乏力，有性欲感，但常常遗精。今年2月患病毒性肝炎，目前仍病休在家，自感身体更弱，精神更加萎靡。因婚后爱人不孕，到处求医诊治，至今罔效，导致家庭不和。患者曾服补肾填精、健脾养血、健脾补肾、清热泻火之类药物多剂。观其苔薄，诊其脉细弦，又检查睾丸，两侧睾丸略小，左侧更小，约2.5cm×2cm×2cm大小。观以前处方未用开窍药，故拟补肾益精开窍。

【处方】龟甲18g，菟丝子12g，紫石英15g，山茱萸12g，何首乌9g，锁阳9g，五倍子10g，乌贼骨12g，桔梗4.5g，牡丹皮12g，丹参12g，露蜂房15g，穿山甲12g，路路通9g。

药后遗精已止，但仍不能射精，其他如前述。再以原方加石菖蒲9g，葫芦巴9g，淫羊藿15g。服上药后，于7月16日同房时已有射精。嗣后房事一直有射精，病愈，不久爱人怀孕。

◆ 解析

不射精症分器质性与功能性两种，临床所见绝大多数为功能性。对不射精症，一般认为由肾精亏损，心脾不足，肝郁气滞，阴虚火旺，湿热下注所引起。李老认为，该例患者由肾亏瘀阻、精道不通而致不射精。运用补肾益精、开精窍治疗，用药阴阳并举，灵活机动。盖中医治疗不育，一味补阳，往往无效，唯"熟审阴阳而不胶柱鼓瑟"，足见神奇。本例拟龟甲、山茱萸、菟丝子、紫石英、何首乌、锁阳、海螵蛸（乌贼骨）、葫芦巴、淫羊藿等补肾益精，用海螵蛸（乌贼骨）固涩止精，用穿山甲、桔梗、丹参、石菖蒲、露蜂房开精窍。本案阴中求阳，配伍精当，故收效迅速，能射出精液而获得良效。

【引自】高新彦，等.古今名医男科医案赏析.北京：人民军医出版社，2008.

◆ 读案心悟

第十三章　逆行射精

　　逆行射精是指男子在性生活过程中有性高潮和射精，而无精液从尿道射出，逆行进入膀胱。性生活后第一次尿液混浊，尿常规中可见精子及果糖。

　　逆行射精是由于精液射入后尿道"压力房"后，各种原因引起膀胱内括约肌关闭不全、外括约肌收缩，坐骨海绵体肌、球海绵体肌及盆腔横纹肌节律性收缩，精液流向压力低的膀胱内而造成的。

　　中医典籍无对应病名，故亦无相应论述，散见于"不育""少精"等之中。其病因繁多，症情复杂，然终不离虚实两端，虚多则素体虚弱、禀赋不足或房事所伤，肾气不足，无力摄精；实则由瘀血或湿浊阻滞精道，以致精液不能循常道而出，逆入膀胱。临床常见肾气不足、气滞血瘀、湿浊瘀阻等型，而各证之间也可相互影响和相互转化。肾气不足，日久则可造成瘀血、湿浊阻滞精道，更影响精液的顺行排泄，而精道阻滞日久，则会损伤肾气，故可出现肾气亏虚与瘀血湿浊等阻滞精道同时存在的虚实夹杂证，治疗就应注意各证之间的相互影响和转化，以便随证治之。治以温肾助阳、益气填精、理气活血、温阳通窍、利湿化浊、通关利窍等。

王丹医案

【辨证治则】证属逆行射精之肾阴虚火旺型。治则精神治疗，补肾益精，滋阴降火，佐以疏通精道、滑利精关。

张某，25岁。1996年5月10日初诊。主诉：结婚3个月，每次同房没有精液射出，但有射精动作，也能达到高潮，同房后小便色白，伴有头晕目眩，腰酸耳鸣，五心烦热，舌干红少津，脉细数。检查：阴茎大小正常，双侧睾丸发育正常，阴毛分布均匀。首先安慰患者，解除其精神负担，使之保持乐观态度。

【处方】桑寄生、淫羊藿、菟丝子各20g，鹿角胶(烊化)、车前子(布包)各15g，生地黄、熟地黄、枸杞子、黄檗、知一母、牛膝各10g。

共10剂，每日1剂，水煎，分早、晚服。

复诊：10剂服后，自诉同房已有精液射出，但量少，其他症状大减，舌微干，苔薄黄，脉较前有力。上方去黄檗、知母、生地黄，加麦冬、石斛、韭菜子、女贞子各10g。以滋补肾阴，疏通精道，滑利精关之功效。

服5剂后痊愈。半年后随访，其妻已怀孕3个月余，性生活中再也没有出现逆行射精。

◆ 解析

王丹教授临证治疗逆射精以滋阴降火，疏通精道法。

王老临证认为，本例患者因肾阴不足，阴精亏耗，髓海空虚，故见头晕目眩，腰酸耳鸣；阴虚火旺则五心烦热；肾虚经络受阻，膀胱关闭不严，以致精液倒流，故同房后小便发白；舌干红少津，脉细数均为阴虚火旺之象。

◆ 读案心悟

方中熟地黄、菟丝子、桑寄生、枸杞子补肾阴而益精血为主；生地黄、黄檗、知母、麦冬、石斛滋阴清热为辅；佐以韭菜子、女贞子、车前子游阴生精，滑利精关，疏通精道；鹿角胶为情血两亏之要药，淫羊藿能促进精液分泌，牛膝补肾引诸药下行。全方共奏补肾生精、滋阴清热、滑利精关、疏通精道之功，故药到病除而愈。

【引自】高新彦，等.古今名医男科医案赏析.北京：人民军医出版社，2008.

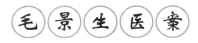

毛景生医案

【辨证治则】辨证为湿热瘀滞下焦，精路被阻，气机逆乱。治宜清热利湿，兼益肾开窍。

阎某，男，28岁。1985年3月4日初诊。主诉：婚后3年，同居不育，其妻妇科检查无异常。患者阳事勃起正常，行房有性高潮及射精感，但从来没有精液射出，故未能取精液化验。1984年3月29日在河北某医院检验同房后的尿液，报告有微量蛋白及少数活动精子。平素腰酸，周身乏力，两腿沉重，食欲、睡眠、二便均正常，每于行房后必有一次白色浑浊小便，舌淡红，苔白腻，脉弦；外生殖器无异常；前列腺大小正常，质硬，中央沟消失，触痛（＋）。诊为原发性男子不育症(逆行射精症)。

名医小传

毛景生，毕业于湖北省长江大学，从始至今一直从事泌尿外科工作，具有丰富的临床经验。擅长各种前列腺疾病及生殖泌尿感染疾病的诊疗工作，对各种男性生殖泌尿感染疾病的诊疗有独到经验。他还致力于不孕不育等病的临床研究，积累了丰富的临床经验。在《湖北中医》《北京中医》等国家级、省级中医期刊上发表论文40多篇。

【处方】菟丝子15g，巴戟天10g，续断12g，川杜仲18g，川牛膝15g，山药15g，土茯苓12g，金银花15g，蒲公英30g，丹参15g，当归10g，红花10g，沉香12g，路路通10g。

20剂，水煎服。4月4日患者来述，服上方10剂后，同房已能射出精液，20剂药服完后已无任何自觉不适，复查前列腺略大于正常，中央沟较浅，触痛（＋），继服上方15剂以巩固疗效。药后性功能正常，其妻于1985年12月生1男婴。

◆ 解析

◆ 读案心悟

逆行射精症临床上较为少见，是造成男性不育的原因之一。本案系下焦湿热(前列腺炎)阻滞精路，致成气机逆乱，精液不能射出而逆行膀胱。毛老抓住"湿热"病机，投以大剂量的清热利湿，兼与益肾通窍之品，10剂见效，20剂痊愈。

【引自】毛景生.逆向射精症验案1例.北京中医，1986(6)：47.

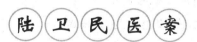

陆 卫 民 医 案

【辨证治则】乃忍精不泄，瘀塞精道之症。治拟活血通窍、疏肝泻火。

王某，男，24岁。1989年6月10日诊。婚后2年未育，夫妻同居，性生活正常，唯行房后仅有点滴精液流出。曾在当地医院查精液常规，诊为无精症。治疗3个月无改善。患者婚前有性生活史，因惧怕女方怀孕，射精前用手压迫阴茎根部直至快感消失；婚后就发现射精量少，继而出现会阴部胀痛，尿末淋沥滴白。伴心烦易怒，口苦，脉弦苔薄白。综合病史，诊为逆行射精。

【处方】醋柴胡6g，广郁金、生地黄各12g，王不留行、三棱、莪术、泽泻、路路通各10g，炙鳖甲20g，龙胆草、石菖蒲、生甘草各3g，焦山栀子7g，荔枝草15g，净麻黄9g。

并嘱忌酒、辛辣葱姜之物。服药14剂，同房射精量增多，口苦明显减轻，尿末滴白减少。复查精液2.5mL，色白黏，pH7.4，精子计数60×10^6／mL，活动率80%，活动力较强，病已告愈。2个月后告知其妻停经50天，查尿黄体酮阳性。

◆ 解析

◆ 读案心悟

西医学认为造成逆行射精的主要原因是附睾、输精管等处收缩顺序紊乱及膀胱内括约肌没有同时收缩，膀胱和尿道连接处的膀胱内括约肌功能紊乱。长期性抑制、精神紧张，膀胱与尿道炎症、糖尿病、前列腺、膀胱、直肠手术后的局部神经支配失调等，都可以造成膀胱内括约肌关闭不紧或无法关闭，致使射精时精液进入膀胱，而不从尿道流出。疏肝活血药能调整紊乱的神经功能，佐清热化湿药可消除局部炎症使精道通畅，麻黄中的麻黄碱及细辛中的消旋去甲乌头碱具有肾上腺素功能及兴奋剂样广泛的生理作用，能使膀胱内括约肌收缩。对部分病程较长的患者配入使用，可提高疗效。结合心理疏导，解除患者思想顾虑，对于功能性及性腺炎症引起的本病获效较为满意。

【引自】陆卫民.逆行射精证治.四川中医，1992(4)：34.

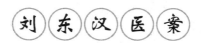

刘东汉医案

【辨证治则】气郁不育，自当疏肝解郁，从肝论治。

杭某，28岁，回族。结婚5年未育，配偶体检正常。自诉头昏，性情烦

男性不育症

名医验案解析

躁，性欲亢奋，同房不射精，会阴坠痛，左侧精索静脉曲张。检验尿液中可见死精子，诊为逆行射精。

【辨证】肝郁化火，气郁不育。

【治法】疏肝理气，活血通经。

【处方】理气通精汤加味：柴胡10g，郁金10g，赤芍30g，黄檗10g，知母10g，通草3g，川楝子10g，枳壳10g，青皮10g，菟丝子10g，枸杞子20g，栀子10g，王不留行20g。

水煎服，每日1剂。15剂后复诊，心烦、性亢进、会阴胀痛改善，同房时有射精现象，但精量少。守方30剂后，病情明显好转，手淫取精1.5mL，精子计数10×10^9／L，活动率40%。继续原方治疗3个月，精液检验正常，停服中药，半年后其妻怀孕。

◆ 解析

本例诊为气郁不育，肝气化火，予理气通精汤，疏肝郁，清肝火，故能获效。

肝主情志，主疏泄，性喜条达。足厥阴肝经，循股阴，入毛中，过阴器。肝的功能活动与生殖系统关系十分密切。气郁不育，主因肝气不疏，肾精疏泄失常，精道不利。怀抱忧愁，情志不畅，则情欲不生，肾精不萌，焉能合欢种玉。气郁不育常兼见气滞、血瘀、精瘀、肝郁生热、肝阳不足等。门诊常见情感不和不育不孕者抱养他人子女数年后，夫妻心理压力解除而孕育者，说明心理情志对性腺内分泌及孕育影响极大。气郁不育的临床表现为婚久不育，用自拟理气通精汤（柴胡、郁金、赤芍、桂枝、通草、青皮、川楝子、菟丝子、枸杞子、沙苑蒺藜、山茱萸、巴戟天、王不留行）治疗。

【引自】涂福松，等.男子不育症中医特色疗法.北京：人民军医出版社，2015.

◆ 读案心悟

第十四章　精索静脉曲张

　　精索静脉曲张是精索内蔓状静脉丛的异常扩张、伸长和迂曲。该病在普通男性中发病率约为20%，在不育男性中约为40%。本病多见于青壮年男性，青少年中相对较少。精索静脉曲张是导致男性不育的常见原因之一。精索静脉曲张按曲张的程度分Ⅰ、Ⅱ、Ⅲ度和亚临床4级，对生育影响因人而异，与曲张的程度不成正比。初始时患者多因无症状或症状轻微而忽略，常在不育检查时被发现，表现为患侧阴囊松弛下垂，睾丸有下坠和胀痛感，疼痛可向下腹部、腹股沟或腰部放射，平卧、休息时减轻，站立、劳累时加重。患者精索内蔓状静脉丛因某些原因引起血液循环减缓或静脉瓣膜功能不全、缺损引起血液反流，形成局部静脉扩张、纡回、延伸。95%以上发生在左侧，20%发生在双侧，单纯右侧罕见。血流障碍造成睾丸缺氧，温度升高，加上代谢产物的积聚毒害，致使曲细精管管腔变窄，管壁增厚，睾丸变软和萎缩，最终导致产生精子功能下降。

　　中医古籍无"精索静脉曲张"的病名，但根据临床表现和病理特征可归属于"偏坠""筋瘤"等范畴。精索静脉曲张合并不育是较典型的以"瘀滞"为其突出特点的病症，相当《素问·平人气象论》中的疝瘕少腹痛之证，属"筋瘤"范畴。

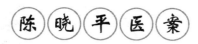

陈晓平医案

【辨证治则】此乃肝寒气虚，寒邪客于精室，拟温阳，益气，通络之法。

王某，31岁。1983年3月2日初诊。结婚3年未育，女方妇产检查正常。上月某医院泌尿科诊为左侧精索静脉曲张。精液常规：总数$3×10^7$/mL；活动率15%，畸形25%，死精60%。因拒绝手术，来我院治疗。患者面色苍白，头巅顶冷痛，神疲，眩晕，形寒，肢冷挛急，气短懒言，胸闷胁痛，嗳气太息，腹胀纳呆，便溏，腰背酸软，睾丸胀痛引至少腹，缩阴，阴囊冰冷得温则减，舌淡白，脉沉细软。

【处方】熟附子、焦白术各9g，细辛4.5g，小茴香、桂枝、柴胡、炒橘核各6g，炙黄芪20g，炒党参15g，炙甘草12g，玫瑰花3g(30剂)。

4月27日二诊：药后睾丸胀痛，缩阴消失，阴囊转温，肢冷挛急，胸闷，便溏减轻。舌淡红，脉细软。再拟附子理中丸合良附丸，每日3次，每次9g。服40天后诸症平息。检查精液常规3次正常，半年后其爱人怀孕。

◆ 解析

该案例属肝寒气虚。《蒲辅周医疗经验》云："肝阳虚则筋无力、恶风、善惊惕、囊冷阴湿、饥不饮食。"若素体阳虚气衰，七情抑郁，肝气郁结，留滞肝脉，邪从寒化，凝滞血脉，则使局部血脉挛急曲张。所以肝寒气虚在本病中占有一定比例。陈老重用黄芪、党参、甘草益肝气；附子、细辛、小茴香温肝阳；柴胡、橘核、玫瑰花通，肝络、舒肝郁。诸药共奏益肝阳，祛肝寒，温经络之功，使血脉挛急得解，诸症悉减，肾精充足，故能育子。

◆ 读案心悟

【引自】陈晓平.中医药治疗精索静脉曲张94例.新中医，1988(8)：29－30.

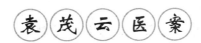

【辨证治则】 纵欲无度精气亏乏，兼挟肝郁，故而治疗上以活血化瘀为主，佐以益肾心肝为辅。

何某，男，30岁。婚后6年未育，配偶同居，妇产检查无异。自述婚前有频繁手淫史6年，婚后性生活无节制，婚后2年出现腰膝酸软，头晕耳鸣，乏力，性欲淡漠，早泄，甚时阳事不举，同时伴有失眠，畏寒，阴囊部持续性的牵拉坠胀样钝痛，精液常规示精子计数$6 \times 10^9 / L$，正常40%，活动力差。白细胞2～5个／HP，红细胞1～3个／HP。泌尿科检查示精索静脉曲张，慢性前列腺炎。因性功能障碍而多方求治少效，夫妻关系日趋紧张，查之所服之药皆为补肾壮阳之品，观其面色黧黑，心情郁闷不舒，唇色紫暗，脉细弦，此病当辨证与辨病相结合，精索静脉曲张为中医的瘀血范畴。

【处方】 桃仁10g，红花6g，川芎、赤芍、白芍各15g，穿山甲6g，三棱、路路通各10g，蜈蚣3条，柴胡、山茱萸各10g，枸杞子、菟丝子各15g，熟地黄20g，淮山药15g。

另嘱患者间断性地加服诺氟沙星(氟哌酸)，以上法为基础，治疗达3个月之久，面色有了很大转变，性功能障碍逐渐好转，精液常规检验示精子计数$72 \times 10^9 / L$，正常0.68，活动力强，红细胞、白细胞均消失，治疗取效，在原方基础上减三棱、穿山甲，加丹参、何首乌、淫羊藿、黄芪。嘱患者继续服用。用药达9个月之余时，患者携妻同来贺喜，经妇产科检查证实已怀孕2个月有余。

◆ 解析

◆ 读案心悟

精索静脉曲张所致的病因为生精障碍，

属中医学的瘀血范围，有报道在239例不育的男性中患该病的竟高达39%，实为惊人的数字，该病好发于20～35岁的年轻人，主要是该阶段性冲动活跃，导致性器官的过度充血而致，该患者婚前手淫频作，婚后纵欲无节制；又致精气亏乏，失于调治，而心情郁闷不乐，影响气血运行，进一步加重瘀血的形成，故而治疗上采用辨病辨证相结合，以活血化瘀为主，佐以益肾疏肝，标本同治，取得了较好的效果。

【引自】袁茂云.活血化瘀法治疗男性病举隅.辽宁中医杂志，2004(1)：57.

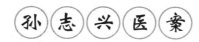

【辨证治则】本例精索静脉曲张并致不孕，病机主要为肝络瘀滞，不通则痛；精血同源，络脉瘀滞则化精无源。故治以活血通络为大法。

黄某，男，28岁。主诉：婚后2年未育，现常感左侧阴囊坠痛不适，并牵及小腹，在行走、久站后加重，易感疲劳，大便偏干。舌红，苔薄，脉细弦。查：左侧精索静脉Ⅱ度曲张。彩色多普勒超声：左侧精索静脉曲张。精液常规检查：精子计数量少，活动力差，畸形率高。

【辨证】气阴不足，肝络瘀滞证。

【治法】益气养阴，活血通瘀。

【处方】生脉饮合失笑散化裁：麦冬10g，五味子9g，党参12g，五灵脂12g，生蒲黄15g，柴胡6g，炙升麻6g，干地黄12g，赤芍10g，白芍10g，炙甘草6g。

服7剂后症状大为减轻，守原方服14剂后阴囊不适已不明显。遂去柴胡、炙甘草，加枸杞子15g，继服8周后复查精液常规，发现精液质量较治疗前明显提高。

◆ 解析 　　　　　　　　　　◆ 读案心悟

　　精索静脉曲张属中医学"筋疝"范畴。《医林改错》曰："静筋暴露者，非筋也，现于皮肤者，血管也。血管青者，内有瘀血也。"失笑散是治疗肝经血瘀作痛的要方，应用该方正切中本病病机，再辅以益气升提、养阴生精药物，使气血调和，络脉得通，精室得养，精液质量自然得以提高。

　　【引自】孙志兴.失笑散男科临证应用举隅.湖南中医杂志，2004(3)：63-64.

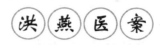

洪 燕 医 案

　　【辨证治则】症脉参酌乃属寒凝肝脉，痰瘀阻滞厥阴。治疗以温经散寒、化痰散瘀为主。

　　彭某，男，26岁。1990年4月7日初诊。主诉：结婚3年未育，女方妇检正常。外生殖器检查：左侧精索静脉曲张呈Ⅱ度，能扪及曲张静脉似蚯蚓团状感觉，卧位消失，立位时见阴囊皮肤松弛，两侧睾丸高低不对称。患者因不愿手术而来我院求治。症状感觉阴部坠胀，左侧睾丸隐痛，阴囊部发凉，小便清长，舌苔白滑，舌边有瘀斑，脉象弦细。

　　【处方】通脉汤：肉桂6g(饭丸吞服)，小茴香9g，荔枝核10g，广橘核10g，柴胡9g，郁金8g，青皮10g，穿山甲10g，桃仁6g，红花6g，当归尾10g，赤芍6g，法半夏10g。

　　每日1剂，水煎服。上药服30剂，会阴及睾丸坠胀隐痛均已消失，精液常规复查正常，精子计数1.0×10^{11}／L，活动率75%，活动力良好，左侧精索静脉曲张呈Ⅰ度，蚯蚓团状不显。其妻于1990年8月受孕，后分娩一男婴，身体健康。

◆解析

本病总由血瘀为患。《医林改错》曰："青筋暴露，非筋也，现于皮肤者血管也，血管青者，内有瘀血也。"或因肝肾不足，外感寒湿，气滞血瘀，筋脉失养；或因举重担物，长途跋涉，筋脉受伤，肝络瘀滞；或因湿热下注，络脉失和等，皆可形成本病，病后血行受阻，血不养睾，精液无所生而导致不育。本症虚实夹杂，此例则是肾虚夹瘀，寒滞厥阴，故用自拟通脉汤，起到瘀消筋散的作用。

【引自】洪燕.男科治验举隅.江西中医药，1996(5)：1819.

◆读案心悟

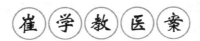

崔学教医案

【辨证治则】本案为肾精不足、筋脉瘀阻导致男性不育症。先拟补肾养精，再拟活血通络。

患者，男，25岁。2010年3月17日初诊。主诉：婚后未避孕而未能生育3年。现病史：患者婚后3年夫妇同居，有规律性生活且未行避孕措施，配偶经检查生育功能正常未能怀孕。患者平时小便及射精无力，腰酸痛，睡眠不佳，胃纳可，大便正常。查体：双侧睾丸大小形态正常，左侧精索静脉曲张Ⅲ度，右侧精索静脉正常。舌淡红，苔白，脉细。精液检查：精子计数5.3×10^9／L；精子活动力3级

名医小传

崔学教，教授，主任医师，广州中医药大学博士生导师。中华中医药学会男科分会副主任委员，广东省中华中医药学会男科专业委员会主任委员，广东省中华中西医结合学会男科专业委员会主任委员。中西医结合治疗泌尿外科及男科疾病是其主要的研究方向，对此有较深入的研究和丰富的临床经验。

2.4%，2级5.6%，1级12%，0级80%；液化时间30分钟；白细胞阴性；精子畸形率43%。西医诊断：不育症。中医诊断：男性不育症，筋瘤。

【辨证】肾精不足，筋脉瘀阻。

【治法】益气活血，补肾通络。

【处方】聚精汤加减：北黄芪30g，升麻5g，柴胡5g，槐花20g，丹参30g，荔枝核20g，菟丝子30g，桑葚30g，覆盆子15g，关沙苑15g，枸杞子20g，五味子15g，金樱子15g，桑螵蛸10g。

每日1剂，水煎，口服。7剂后于2010年3月24日复诊，患者精神较好，腰痛减轻，睡眠稍有好转，小便仍无力，射精仍无力，胃纳可，大便正常。守上方去北黄芪、枸杞子，加牛蒡子30g，益智仁15g，泽兰15g，王不留行15g。

14剂后于4月7日二诊：已无腰痛，睡眠可，小便正常，排尿通畅，性生活正常，胃纳可，大便正常。查体：左侧精索静脉曲张Ⅰ度。

【处方】菟丝子30g，桑螵蛸10g，桑葚30g，覆盆子15g，关沙苑15g，五味子15g，益智仁15g，金樱子15g，升麻5g，柴胡5g，槐花20g，丹参30g。每日1剂，水煎，连服14剂。

4月21日三诊：无腰痛，睡眠可，小便正常，排尿通畅，性生活正常，胃纳可，大便正常。查体：左侧精索静脉曲张Ⅰ度。复查精液：精子计数5.23×10⁹/L；精子成活率77%；精子活动力3级25.3%，2级18.6%，1级33.1%，0级23%；液化时间30分钟；精子畸形率21%。

◆ 解析

本病因精索静脉曲张致精子活动力低下，肝肾不足，筋脉失养故腰酸痛；肾阳不足，阳气不化，膀胱功能失常故小便无力；肾精亏虚，阳气虚弱，故射精无力；肾气不足，气虚血瘀，筋脉瘀阻，故见阴囊内精索静脉曲张。临床症状及舌脉表现为肾阳不足，肾精亏虚，筋脉瘀阻。用方以活血化瘀、补肾填精为主。

◆ 读案心悟

【引自】黄智峰.崔学教教授治疗男性不育症经验.中医研究，2012，25(5)：45－47.

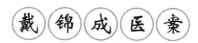

戴锦成医案

【辨证治则】肾虚血瘀不育案。脉症合参，此系肾虚血瘀之证，拟补肾活血为治。

邓某，男，32岁。1991年6月25日初诊。结婚4年余未育。体检：左侧精索静脉曲张，左侧附睾稍肿大。精液检查：量3mL，活动率62%，活动力差，精子计数18×10^9／L，液化时间正常，脓细胞少许。曾用绒毛膜促性腺激素、甲睾酮、氯米芬、维生素E等。并曾服补肾生精之品，无效而前来就诊。除上述症状外，性生活正常，因工作繁忙有时神疲乏力，舌红苔薄，脉弦。余无他症。

【处方】枸杞子10g，生地黄12g，熟地黄12g，续断10g，山茱萸10g，菟丝子10g，淫羊藿10g，丹参15g，赤芍10g，鸡血藤30g，王不留行15g，牛膝10g，土茯苓15g，杜仲10g，枸杞子15g，党参15g，山药15g。

配猪肾1个炖服，放少许食盐，每周1～2次，补脾肾以增强生精之力。

二诊：患者因工作繁忙，无法连续服药，仅间断服药治疗近6个月，共服40余剂，精液复查：量4mL，活动率70%，活动力良好，精子计数82×10^9／L，液化时间正常。照上方再进，连续服药20余剂，知柏地黄丸3瓶，告知妻子怀孕，随访其妻分娩一女婴。

◆解析

本例患者自觉症状少，主要以辨病施治。中医学认为精索静脉曲张属"瘀血"范畴，故按肾虚血瘀论治。瘀血阻滞，肾脉不畅，肾精失养，以致精子计数少，故用熟地黄、枸杞

◆读案心悟

子、续断、杜仲、山茱萸、菟丝子以补肾生精，丹参、赤芍、鸡血藤、王不留行、牛膝以活血化瘀通络，使肾脉通畅，肾精得养，用土茯苓、生地黄、赤芍以凉血解毒，使之有良好的生精环境。药中病机，故能有子。

【引自】戴锦成.活血化瘀治疗不育症经验举隅.安徽中医临床杂志，1998，10(6)：347.

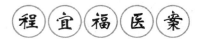

【辨证治则】证属肾阳虚，肾精亏，兼邪热内扰，治拟清解益肾为先。

傅某，男，31岁。1983年9月30日初诊。患者1980年结婚，夫妇同居，近4年未育。检查：左侧精索静脉曲张，副睾尾压痛，但不肿大；右侧精索管增粗，触痛，无典型结节。外阴（－），睾丸（－）。多次精液常规检验：精子计数(16.2～35.6)×10⁹／L，活动率35％～50％，精子形态小部分为小精子，液化时间30～60分钟。前列腺液检查：脓细胞（＋＋＋），卵磷脂小体（＋）。诊断为左侧精索静脉曲张、右精索炎、精子过少症、前列腺炎、男性不育症。3年多来，泌尿科给予多种抗生素、维生素、氯米芬以及绒毛膜促性腺激素等治疗罔效，遂来求中医诊治。右精索区疼痛，牵及腰部酸痛，小便不畅，淋漓不净，下体寒，尿色黄，有时遗精盗汗，舌质较红，舌苔薄黄，脉细而弦，两尺尤弱。

【处方】蒲公英20g，金银花15g，焦苍术12g，炒黄檗10g，紫花地丁20g，车前子10g，野菊花15g，天葵子15g，鱼腥草20g，牛膝15g，五味子10g，菟丝子15g，枸杞子15g，覆盆子15g。

水煎服，每日1剂。服药7剂后，诸恙好转，小便色略转清，稍有淋漓，舌脉同前。今检查前列腺液常规：灰白色，脓球（＋），白细胞（＋＋），卵磷脂小体少许。守原方续服10剂。用药后患者精神振奋，诸恙若失。复查前列腺液常规：乳白色，卵磷脂小体（＋＋＋），白细胞0～3个／HP。邪热已清，前列腺炎告愈，标证已解。再诊其脉，弦象消失，两尺脉尚弱，本证显露，乃温肾生精，更方为治。

【处方】制附子(先煎)10g，生黄芪15g，山茱萸12g，党参15g，五味子10g，菟丝子15g，龟甲胶(烊冲)12g，枸杞子15g，覆盆子15g，车前子10g，巴戟天15g，鹿角胶(烊冲)12g，肉苁蓉15g，肉桂10g。

水煎服，每日1剂。复诊两次，共守方服上药30剂后，临床症状缓解，查精液常规：外观呈乳浊样，精液量约8mL，精子计数66×10^9／L，活动率55%，活动力一般，偶见大头。嘱以原方15剂，将诸药共研为细末，炼蜜为丸，每次10g，每日3次。服丸药半个月后，再查精液常规：外观呈乳白色，精液量8mL，黏稠度（＋＋），精子计数71×10^9／L，活动率70%～80%，活动力良好，形态无异常。嘱继服丸药。1984年10月其妻顺产一男婴。

◆解析

此例患者肾阳不足，肾精不充为其本，邪热内扰为其标。因此，先拟清热解毒之五味消毒饮加鱼腥草以治其标，佐五子衍宗丸以固其本，加三妙丸以清热燥湿，引药下行。继以附子、肉桂、巴戟天、肉苁蓉、黄芪、党参之属以温补肾阳，"五子"、山茱萸合龟甲胶、鹿角胶等血肉有情之品，以补肾填精，屡进获效。

【引自】程宜福.男性不育症1例治验.中医杂志，1987(4)：51.

◆读案心悟

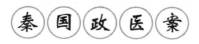

【辨证治则】此病例是典型瘀证表现，单用补肾填精法难以奏效。遂在补肾填精的基础上予以活血化瘀药。

张某，男，28岁，结婚3年不育。精液分析提示3级精子9%，2级精子

16%。2006年4月3日外院初诊，予补肾填精类中药治疗3个月，精液分析：精子活动率未见明显改善。2006年7月9日到本院诊治。平素偶感睾丸坠胀不适，精神常有抑郁，舌质紫暗边有瘀点瘀斑，苔薄黄，脉弦涩。体格检查：睾丸质地、大小正常，左侧精索静脉曲张，其他各项检查无明显异常。

【处方】聚精汤：生黄芪30g，炙黄芪30g，生地黄15g，熟地黄15g，制何首乌10g，炙黄精15g，益母草10g，太子参30g，续断15g，枸杞子30g，沙苑蒺藜30g，牛膝20g，丹参20g，炮穿山甲6g，炒皂角刺10g，炒王不留行10g。

经随症加减服药2个月后，精液分析提示3级精子22%，2级精子26%，精子活动率明显改善，基本达到正常范围。

◆ 解析

该病例中用聚精汤加减，方中生炙黄芪补中益气升阳，合生地黄养阴生精，熟地黄补血滋阴、益精填髓，共为主药；枸杞子、沙苑蒺藜、续断补益肝肾、生精为臣药；辅以制何首乌补益精血，炙黄精滋肾补脾，太子参补气生精；牛膝、丹参、炮穿山甲、炒皂角刺、炒王不留行活血化瘀。秦老认为瘀血是在疾病过程中形成的一种病理产物，又可成为疾病的致病因素，血瘀学说也是中医学理论的一个重要部分。秦老将瘀证的相关理论灵活运用到男性不育症的诊治中可谓是一种创新。

◆ 读案心悟

【引自】袁卓琚，张强，董保福.秦国政教授从瘀论治男性不育症经验.云南中医学院学报，2007，30(5)：40-41.

第十五章　前列腺炎性不育

　　前列腺炎，尤其是慢性前列腺炎，是男性泌尿生殖系统常见病。在泌尿外科门诊，约有25%的患者因前列腺炎就医。该病多见于成年人，青春期以前较少发生。老年人常因前列腺增生导致尿路梗阻，易于并发前列腺炎。本病的临床表现变化多端，病因及发病机制未被完全阐明，常用的诊断方法不够详尽。许多临床医生在治疗前列腺炎的过程中感到棘手和困惑，治疗存在一定的盲目性，往往偏重抗菌药物治疗，大多数患者对治疗效果不满意。

　　前列腺炎属于中医学"淋证""精浊""白淫"等病的范畴。中医学认为本病与私欲不遂或房劳过度、相火妄动，或酒色劳倦，脾胃受损、湿热下注、败精瘀阻等因素有关，与心、脾、肾等脏腑关系密切。肾精亏损、脾失健运、湿热下注、精道瘀滞是本病发生发展的几个重要环节，而以脾肾亏虚为本，湿热瘀结为标，标本相夹为患，互为影响，使病情错综复杂。本病反复发作，长期不愈，可导致性功能紊乱。早期因肾阴亏损，相火易动，以阳事亢进或早泄多见；随后阴损及阳，肾气亏虚，则转为阳事不振，性欲低下，甚至阳痿。由于前列腺液是精液的重要组成部分，前列腺炎可导致精浆成分改变，使精子活动力下降，畸形精子增多，精液液化时间延长，部分患者可以合并不育症。急性前列腺炎病机多为湿热毒盛，治当重在解毒化湿、疏导通利。慢性前列腺炎往往虚实夹杂，治疗重在辨证，关键是清补兼施，并且注意生活指导及饮食调理。

张琪医案

【辨证治则】为肾阳不足，膀胱湿热，久病必瘀。治宜温阳利湿，清热化瘀解毒。

王某，男，35岁。1999年5月24日初诊。自述高中时代起患前列腺炎，时有发作。结婚已4年，一直未育，配偶体检一切正常。西医诊为慢性前列腺炎，曾多方治疗无明显效果。现尿道涩痛，每于尿后有少许脓性分泌物流出，小腹部、会阴部及睾丸冷痛坠胀，腰膝酸软，倦怠乏力，头晕耳鸣，性欲减退，夜寐多梦，梦遗早泄，畏寒肢冷，虽时值初夏仍穿毛衣，得温则诸症有所减轻，舌苔白，脉沉而无力。前列腺液常规检查，白细胞40～50个／HP，卵磷脂小体（＋）；精子活动率为42%，畸形精子率为35%。

名医小传

张琪，男，汉族，1922年12月出生，黑龙江省中医研究院主任医师，1942年1月起从事中医临床工作，为全国老中医药专家学术经验继承工作指导老师、黑龙江省名老中医。他钻研肾病40多年，临床科研硕果累累，是当之无愧的肾病权威。他对肾病引起的不孕不育症也有较深入的研究。

【处方】薏苡附子败酱散加减：败酱草50g，薏苡仁、蒲公英各30g，金银花25g，熟地黄、鹿角霜、金樱子、赤芍各20g，附子、竹叶、瞿麦、山药、川楝子、橘核、茴香、葫芦巴、芡实、丹参、桃仁、甘草各15g。水煎服，每日1剂，早、晚温服。

二诊：服药14剂，尿道症状明显减轻，白浊消失，小腹、会阴部不适大减，夜寐改善，畏寒明显减轻，梦遗、早泄有所好转。前列腺液检查：白细胞3～5个／HP，卵磷脂小体（＋）。

先后复诊7次，共服药60余剂，前列腺液检查及精子常规均恢复正常，同年10月其妻怀孕。

男性不育症 名医验案解析

◆解析

◆读案心悟

慢性前列腺炎主要责之于肾，肾元虚弱为病之本，湿浊阻滞为病之标，本虚标实。慢性前列腺炎患者临床表现，往往是肾虚与湿浊并见，如腰酸膝软，倦怠无力，头晕耳鸣，畏寒肢冷，性欲减退，梦遗早泄或阳强易举，五心烦热等症状，同时伴有会阴部坠胀，阴茎骶骨、肛门及下腹部不适，尿急、尿频、尿道灼热疼痛，小便淋沥不畅，点滴而出，甚则尿闭。在治疗上，张老强调：要时刻注意标本兼顾，消补兼施，调补肾中阴阳与清热利湿、活血化瘀相辅相成，方能取得满意疗效。

【引自】沈元良.名老中医话男科疾病.北京：金盾出版社，2012.

任继学医案

【辨证治则】辨证为慢性浊病，属脾肾阳虚，气化不利型。治宜温补脾肾、助阳化气。

桑某，男，27岁。结婚5年，妻子一直没有生育，经检查女方身体健康。1988年3月15日初诊。因尿频，尿后余沥1年余就诊。患者1年来有尿频，尿后余沥，每于酒后症状加重，经当地医院诊为"慢性前列腺炎"，未系统治疗。症见尿频，尿后余沥，小腹胀痛，时发阳痿，早泄，畏寒，纳呆时有恶心，自汗出。舌淡红，体胖大，苔薄白，脉沉缓无力。追问病史嗜酒3年，每日饮酒150g左右。西医诊断为慢性前列腺炎。

【处方】石莲子30g，王不留行、怀牛膝各20g，枳椇子、络石藤、白豆蔻、补骨脂、蛇床子、萆薢、荔枝核、小茴香、肉桂各15g。

4剂，每剂煎取药液600mL，每次服300mL，每日2次，早、晚饭后服。5个月后妻子怀孕。

◆解析

任教授(国医大师)诊治慢性前列腺炎以枳
椇子颇有心法。枳椇子，味甘而酸，性平和，
主要有清热止渴，解酒毒，利尿润肠的功效。
酒之结毒系指染毒浸淫日久，对人体脏腑经络
气血所造成的损害，此毒不解，病根难除。任
老对于有嗜酒史的患者，多在辨证论治的基础
上重用枳椇子15g。

【引自】董建华.中国现代名中医医案精华.北京：北京出版社，1990.

◆读案心悟

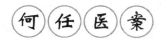

【辨证治则】由湿热内蕴，脾肾两虚，清阳之气不能施化。治以益肾化
气为主。

陶某，30岁。结婚6年，妻子未孕查无问题。1972年10月21日初诊。小腹
有坠胀感，牵及会阴，尿多而不畅，每天小便20次但仍有不尽感。

【处方】荔枝核30g，山药15g，丹参、芡实各12g，菟丝子、赤芍、覆盆
子、败酱草、川楝子各9g，煨益智仁、茜草各6g，炙穿山甲4.5g。5剂，每日
1剂，水煎服。

10月28日复诊：小腹胀滞减轻，尿较畅爽。宜再续原方意。

【处方】知柏地黄丸(包煎)45g，丹参12g，菟丝子、赤芍、败酱草、川楝
子各9g，炙穿山甲6g。7剂，每日1剂，水煎服。

半年后随访其妻子已怀孕两个半月。

◆解析

何任教授(国医大师)诊治慢性前列腺炎认
为西医学所述的前列腺炎，似中医学的"气

◆读案心悟

淋"或"劳淋"。"气淋"多因情志郁结，肝失条达，肝肾气化失调，膀胱气化不利，故小腹胀痛，小便涩滞。迨日久气虚，则小腹坠胀，尿后余沥。"劳淋"症见小便不甚赤涩，而淋沥不已，小腹坠胀，迫注肛门之症状。本例何老用菟丝子汤加减治疗，菟丝子、山药、芡实、覆盆子、益智仁补脾肾；川楝子、荔枝核疏肝；穿山甲通络消肿；丹参、赤芍、茜草活血化瘀；败酱草清热。诸药合用，取得满意疗效。

【引自】董建华.中国现代名中医医案精华.北京：北京出版社，1990.

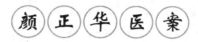

颜正华医案

【辨证治则】证属膀胱湿热，脾肾两虚。治以清热利湿通淋，兼以健脾益肾止泻。

赵某，25岁。1988年1月20日初诊。结婚3年，妻子未孕。上医院检查女方生育功能正常。男方有慢性前列腺炎。自述2年前即患前列腺炎，经治疗效不佳。刻下：小便浑浊，滴沥不尽，但无烧灼感，伴大便溏泻，每日2～3次，精神萎靡，四肢无力，腰痛，舌体胖大，舌质偏红，苔薄白，脉弦滑。既往体健，无药物过敏史。

【处方】鱼腥草(后下)、白茅根、山药、土茯苓各30g，蒲公英20g，车前子(包煎)、草薢、芡实、丹参、赤芍各15g，牡丹皮10g。

7剂，每日1剂，水煎服。同时忌食辛辣油腻，慎起居。

二诊：小便已不浑浊，精神好转，大便仍每日2～3次，不成形，舌脉同前，上方加白术10g，生薏苡仁30g。7剂，每日1剂，水煎服。

三诊(6月1日)：5个月后，服用上方后诸证消失，遂停药。近日排尿又有白色浑浊物，伴精神疲倦，小腹时凉，便溏，每日1～2次，纳佳。证属脾肾两虚，兼有湿浊。治以健脾益肾、固摄止泻，兼以利湿去湿。

【处方】茯苓、赤芍各20g，炒山药、菟丝子、草薢各15g，炒白术12g，补骨脂、沙苑子、煨肉豆蔻、丹参各10g，乌药、牡丹皮各6g，益智仁5g。7

剂，每日1剂，水煎服。

嘱咐其药后症消，可继续服香砂六君子丸及四神丸，以善其后。

四诊：诸症消失，让其在女方排卵期进行性生活。

6个月后随访妻子已经怀孕3个月。

◆ 解析

◆ 读案心悟

本例为虚实夹杂之证，初诊证属实多虚少，故颜老以鱼腥草、车前子、土茯苓、萆薢、蒲公英、白茅根清利湿热，泌别清浊，兼用芡实、山药健脾益肾，固摄止泻。如此，湿热除，膀胱气化复常；脾胃健，固摄精气有力，故仅进数剂即收显效。二诊精神好转，小便浑浊消失，说明药已中病，但便溏泄泻仍作，此为脾虚湿邪未尽之征。故颜老以原方再进，以巩固疗效，并加白术、薏苡仁以增健脾利湿止泻之力，数月后病又反复，辨析其证则为虚多实少，即脾肾阳虚兼有膀胱湿热。颜老则主以炒山药、炒白术、益智仁、补骨脂、沙苑子、菟丝子、煨肉豆蔻、乌药健脾益肾，助阳固摄；茯苓、萆薢利湿浊。并嘱咐患者可服用香砂六君子丸及四神丸，意在健脾益肾，以善其后。

【引自】董建华.中国现代名中医医案精华.北京：北京出版社，1990.

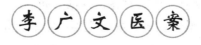

李 广 文 医 案

【辨证治则】肾阴虚火旺型。治以滋阴清热泻火，佐以活血祛瘀。

男性不育症

名医验案解析

白某，男，35岁。1984年6月由沈阳来济南就诊。自诉结婚5年未育，婚前有手淫史，婚后性交频繁。之后出现尿频、尿急、尿痛，有时晨起发现尿道外口有分泌物。在当地诊断为前列腺炎，经中西药治疗好转。但精液化验液化时间延长，精子100%死亡。前列腺液检查，白细胞10个／HP，磷脂小体减少。以往有烟酒嗜好，大便干，小便黄，舌质红，苔少，脉细数。诊断为原发性不育症、死精子症。

【处方】死精1号：金银花、丹参各30g，生地黄、蒲公英、续断各15g，当归12g，知母、黄檗、赤芍、白芍、生甘草各9g，水煎服。

每日1剂，连服3日停药1天。2个月后复查精液，液化时间1小时，精子活动率70%。又连续检验3次，成活率均在70%以上。后生一男婴。

◆解析

肝肾同源，故临证时肝肾阴虚常同时并见。其临床表现，除有上述肾阴虚证外，尚有视物昏花或雀目、筋脉拘急、爪甲枯脆等。肝肾阴虚证，有肝阴虚等导致肾阴虚者，有肾阴虚导致肝阴虚者，临证应视其先后，调治有所侧重。

◆读案心悟

【引自】沈元良.名老中医话男科疾病.北京：金盾出版社，2012.

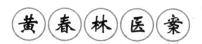

黄春林医案

【辨证治则】为阴虚阳亢兼湿浊下注。治以滋阴清热、利湿祛浊法。

刘某，男，34岁。婚后5年未育，常感心情烦闷，下午低热，少寐多梦，遗精早泄，时有尿道涩痛不适，尿后有脓性分泌物少许。会阴、精索、睾丸酸胀不适，偶有抽掣痛。舌质红、苔薄黄腻，脉细弦略数。前列腺常规检查：白细胞（＋＋＋），卵磷脂小体（＋）。精液常规检查：精子计数

$65 \times 10^6 / mL$，活动率40%，畸形精子计数45%，西医诊断为慢性前列腺炎。

【处方】 生地黄18g，茯苓15g，泽泻15g，黄檗15g，琥珀(冲服)3g，延胡索15g，车前子15g，金樱子60g，地肤子15g，黄芪30g，白蒺藜18g，甘草8g。

水煎服，每日1剂。连续服药14天后，虚火症状减轻，白浊减少，尿道不适减轻，精神亦为之而爽。继用原方调理3月余，诸症渐除。复查前列腺常规：白细胞少许，卵磷脂小体（＋＋＋）。半年之后，其妻怀孕。

◆ 解析

本案为黄春林教授治疗精浊验案之一。患者婚后5年不育，其根本在于精浊，即西医学慢性前列腺炎所致。患者午后低热，少寐多梦，遗精早泄，均为阴虚火旺之征；而尿道涩痛不适，尿后有脓性分泌物，会阴及精索、睾丸酸胀不适、抽掣痛，舌红、苔薄黄腻均为湿热浊邪下注、瘀血阻窍之象；脉细弦略数乃阴虚阳亢、湿热内盛所致。黄老以清利湿热导浊为主，兼以滋阴降火，佐以活血通窍，使精浊得化，因而不育症随之而除。

【引自】 郭军，等.不孕不育良方验方.北京：化学工业出版社，2013.

◆ 读案心悟

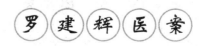
罗 建 辉 医 案

【辨证治则】 湿热内蕴，热灼精道，精道受损，热毒内侵，客于营血，血瘀互结，扰于精巢。治宜清利下焦湿热，少佐活血祛瘀、清热解毒。

张某，男，32岁。1994年6月20日初诊。患者结婚8年，经多方求医未育，夫妇同居，性生活正常。精液常规：量3mL，色灰白，pH7.2，液化时间

＞1小时，活动率30％，活动力弱(1～2级)。畸形率65％。精子计数186×10⁶／mL。前列腺常规：卵磷脂小体（－），白细胞（＋＋＋），脓细胞（＋），血精AsAb（－），精浆AsAb（－）。配偶血清AsAb（－），妇科各项均正常，月经周期规律，基础体温(BBT)呈现正常变相。患者自觉体素壮健，纳、眠均可，尿黄、尿急，时余沥不尽，尿末带有黏液，大便时尿道口带有白色黏液。舌质稍红，苔厚腻，脉弦滑。

【处方】消炎方合萆薢分清饮加减：生地黄、薏苡仁、滑石、败酱草各15g，赤芍、牡丹皮、丹参、车前子、蒲公英、王不留行各12g，蝉蜕、防风、萆薢、黄檗、木通各10g。

水煎服，每日1剂。经3个月治疗，患者精液常规复查：量3.5mL，色灰白，pH7.8，液化时间＜0.5小时，活动力良好，畸形40％，精子计数186×10⁶／mL。前列腺常规：卵磷脂小体（－），白细胞（＋），血精AsAb阴性。患者服药后尿黄、尿急、余沥诸症皆愈，大小便时未发现尿道口带有黏液。舌质淡红，苔白，脉滑。宗上方继治45天，其妻月经过期15天，查尿HCG（＋），后于1995年6月2日足月顺产一男婴。

◆ 解析

本病多为湿热侵袭下焦、精道受损、湿热瘀血互结、扰乱精室所致，以清热凉血、活血疏风法为原则组成消抗方，治疗男性血清AsAb阳性不育患者20例。本案患者为下焦湿热侵袭，湿热内蕴，灼伤精道，精道受损，热毒内盛，客于营血，湿热与血瘀互结，扰乱精室，精巢受扰而为不育之症。病位首在肝肾，次在肺脾，病因之本为体虚，病因之标为损伤或感染。病机为正虚邪恋。因此治疗的关键在于控制炎症，清除下焦湿热。故罗师选用消炎方合萆薢分清饮加减治疗，具有清热凉血、活血、疏风固表功效，疗效显著。

【引自】涂福松，等.男子不育症中医特色疗法.北京：人民军医出版社，2015.

◆ 读案心悟

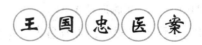

【辨证治则】证属湿热下注，治以清热利湿导浊，

冉某，男，30岁。已婚6年，妻子不生育到医院检查身体健康，生育功能正常。妻子让男方也到医院检查。1993年3月25日来男科门诊求治。患者5年前自觉少腹、会阴轻度胀痛，腰骶处疼痛较剧，伴有尿意不尽，终端浑浊，尿道口常有白色黏液流出。既往房事不节，嗜好烟酒，喜食膏粱厚味，经服用抗生素后，症状有所改善。近2个月来，患者常感到尿频，尿道灼热、疼痛，尿后时有白色黏液滴出，同时伴有腰酸腿软，会阴坠胀，早泄。在某医院泌尿科确诊为慢性前列腺炎急性发作。以抗生素治疗，10天后，效果不明显，遂来求治王老。临床症状：尿频不畅，尿痛，少腹及会阴部胀痛不舒，伴有早泄，腰酸腿软，尿道口时有白色黏液流出。肛门指诊：前列腺3.5cm×4.2cm×4cm，后叶压痛（＋），质偏硬，中央沟消失。前列腺液镜检：卵磷脂小体（＋），白细胞10～20个／HP，红细胞2～3个／HP。舌质淡红，苔黄腻，脉弦。

【处方】"前列安"饮：泽泻30g，白花蛇舌草20g，败酱草20g，野菊花15g，黄檗10g，木通10g，甘草10g，丹参10g，杜仲15g，牛膝12g，莲须12g，芡实10g，黄芪20g。

每日1剂，水煎服，分早、晚2次服。每剂第三煎加水2500～3000mL，煎后滤水坐浴，每次30分钟，每晚1次。连服2个疗程(7天为1疗程)。

患者1个疗程后，上述症状明显改善，再服1个疗程后，上述症状缓解，早泄有所改善，复查肛诊前列腺压痛（－），呈现中央沟。前列腺液镜检：卵磷脂小体（＋＋＋），白细胞0～1个／HP。疗效显著，随访3个月未见复发，6个月后妻子已经怀孕。

◆ 解析   ◆ 读案心悟

王老认为慢性前列腺炎多由急性前列腺炎治疗不彻底或长期轻度前列腺炎未加注意演变

男性不育症

名医验案解析

而来。其致病因素，大多由于恣食辛辣厚味，脾胃运化失常，湿热内蕴，或因忍精不泄，离位之精郁而化瘀，或相火旺盛，房劳过度所致。其主要病机是湿热蕴结下焦，治当清热利湿导浊。方中野菊花、黄檗、白花蛇舌草、败酱草清热解毒；木通、泽泻、甘草利湿导浊；丹参、黄芪益气养血，并佐以苦寒药败胃而伤正。全方名为"前列安"确有实效。

【引自】沈元良.名老中医话男科疾病.北京：金盾出版社，2012.

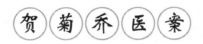

贺 菊 乔 医 案

【辨证治则】为湿热瘀阻所致，治宜清热利湿，活血化瘀。

姜某，男，28岁。结婚4年夫妻长时间在一起生活，未避孕也未怀孕。2003年8月19日初诊。主诉：平时有尿频、尿急、尿痛、尿道灼热、阴囊潮湿、下腹部、会阴部疼痛等症状。最近3个月情况加重。前列腺触诊：腺体饱满，有局限性压痛，略大。前列腺液(EPS)镜检白细胞5~9个／HP；卵磷脂小体（++）／HP。舌紫暗有瘀斑、苔黄腻，脉滑。诊断为慢性前列腺炎。

【辨证】湿热下注。

【治法】清热利湿，活血化瘀。

【处方】三草安前汤：金钱草15g，败酱草15g，益母草15g，王不留行15g，白花蛇舌草15g，红藤15g，虎杖15g，丹参15g。

上药每剂煎成100mL，真空包装，使用时取本滴注液100mL，用输液管插入患者肛门6～10cm（相当于前列腺沟处），以每分钟40～60滴缓慢滴入，滴完后嘱患者肛门收缩30次，俯卧30分钟，尽量保留1个晚上，于第2天随大便排出。每日1次，10次为1个疗程。

停药4天后再行下一疗程，3个疗程后症状明显改善。前列腺触诊：质地正常，无压痛感。前列腺液(EPS)镜检白细胞2～6个／HP；卵磷脂小体（+++）／HP。续用1个疗程，上述症状基本消失。不久妻子怀孕。

◆ 解析 ◆

◆ 读案心悟

慢性前列腺炎属中医学"精浊""白浊"范畴。肾虚精关不固为发病之本，下焦湿热蕴结为致病之标，而气滞血瘀则是疾病进一步发展的病理反映，三者共同为患，互为影响，以致病情复杂。根据病情选用三草安前汤，其中金钱草、败酱草、益母草清热解毒、利湿止痛共为君药；王不留行利尿通淋、活血消痈；白花蛇舌草清热解毒、利湿通淋，助君药清热利湿为臣；虎杖清热利湿、活血化瘀；红藤清热解毒、活血止痛；丹参活血化瘀、凉血消痈，既能加强清湿热之力，又能行气活血止痛，符合中医久病入络之说，共为佐使。全方合用，共奏清热利湿、活血化瘀之功。

【引自】高新彦，等.古今名医男科医案赏析.北京：人民军医出版社，2008.

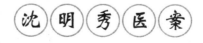

沈明秀医案

【辨证治则】证为肾精不足脾虚湿盛，湿热下注，治疗以先健脾利湿，后补肾活血。

王某，男，32岁。与其配偶同诊。既往史：有慢性前列腺炎，曾服过棉籽油2年；性生活五六天一次，规律，在北京某医院诊断为弱精症，建议服用东维力，约半个月；否认有烟酒史；工作史：财务工作接触电脑，坐久后下身发胀；目前尿频阴囊潮湿，尿液偶尔浑浊，舌体胖，舌尖红，苔薄白。精液分析：3级3.14%，2级7.33%，精子活动率20.42%，畸形率18.52%。超声显示：前列腺炎症改变，前列腺钙化斑，左侧睾丸囊性结构。诊断：前列腺炎导致的弱精症。

【辨证】肾精不足、脾虚湿盛、湿热下注不育症。

【治法】健脾利湿，补肾活血。

【处方】弱精症：太子参15g，白术12g，土茯苓15g，车前子(包煎)10g，紫花地丁15g，益母草20g，水蛭2g，丹参20g，黄芪12g，当归10g，路路通10g，柴胡10g，赤芍15g，知母10g，黄檗6g，鸡血藤15g，甘草6g。

水煎服，每日1剂。共30剂，并留100mL保留灌肠后，肛门用野菊花栓塞入。

复诊：查3级6.39%，2级4.51%，精子活动率25.19%，畸形率13.64%，均有不同程度改变。在原方的基础上加上黄精20g，淫羊藿15g，肉苁蓉10g，枸杞子15g。又服了2个月以后在当地市级医院检查：3级25.6%，2级23.1%，精子活动率76.6%，后来电告愈。

◆ 解析

现在社会压力、工作压力、生活压力、环境影响都非常大，会造成肝脾失调从而影响男女的生殖情况，因此重视肝脾同调；先天与后天相结合；局部与整体相结合；充分体现了中医的辨证施治与整体观念。

【引自】中国医药指南，2011，9(35)：182-183.

◆ 读案心悟